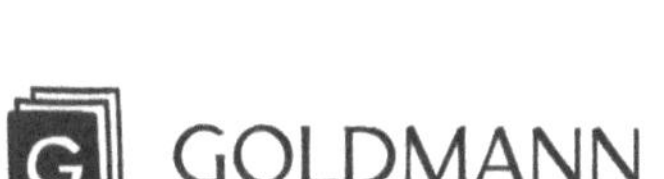
GOLDMANN

Buch

Sind Sie mit Ihrem aktuellen Gewicht nicht zufrieden? In *Endlich Wunschgewicht! für Frauen* geht es ganz gezielt um die Schwierigkeiten, mit denen Frauen zu kämpfen haben, wenn sie abnehmen möchten. Diäten führen nicht zum Erfolg, sondern rufen lediglich ein Gefühl des Verzichts hervor, das wiederum Essstörungen auslösen kann. Allen Carr erläutert, wie das Bedürfnis nach Junkfood entsteht, und ermöglicht Ihnen mit einfachen Anweisungen, sich aus dieser Sucht zu befreien und künftig ein gesünderes, glücklicheres Leben zu genießen.

Autoren

Allen Carr hat mit seinen Büchern weltweit Millionen Menschen von Nikotinsucht, Übergewicht und Alkoholabhängigkeit befreit. Durch den großen Erfolg seiner Selbsthilfe-Methode erlangte Carr internationales Ansehen.
John Dicey ist der dienstälteste Suchttherapeut und internationale Direktor des Allen-Carr's-Easyway-Instituts.

Außerdem von Allen Carr im Programm

Endlich Nichtraucher! (17402)
Endlich Nichtraucher! für Lesemuffel! (16964)
Endlich Nichtraucher! für Frauen! (16542)
Endlich Nichtraucher! ohne Gewichtszunahme + CD (17319)
Für immer Nichtraucher! (16293)
Endlich Nichtraucher! Quick & Easy (17439)
Endlich Nichtraucher! Das Boot-Camp (17838)
Endlich Wunschgewicht! (17380)
Endlich Wunschgewicht! + CD (17553)
Endlich ohne Alkohol! (17391)
Endlich ohne Zucker! (17711)
Endlich handyfrei (17886)
Endlich Schluss mit Frustessen (17902)
Endlich Nichtraucher für alle! (18054)

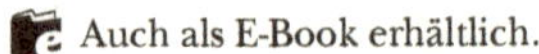
Auch als E-Book erhältlich.

Allen Carr
John Dicey

Endlich Wunschgewicht! für Frauen

Der einfache Weg,
mit Gewichtsproblemen
Schluss zu machen

Aus dem Englischen
von Annika Tschöpe

GOLDMANN

Die englische Originalausgabe erschien 2016 unter dem Titel »The Easy Way for Women to Lose Weight« bei Arcturus, London.

5. Auflage
Deutsche Erstausgabe Juni 2018

Umschlag: Uno Werbeagentur, München
Umschlagmotiv: FinePic®, München
Redaktion: Antonia Zauner
Satz und Layout: Buch-Werkstatt GmbH, Bad Aibling
Druck und Bindung: GGP Media GmbH, Pößneck
Printed in Germany
JE · Herstellung: IH
ISBN 978-3-442-17732-5

www.goldmann-verlag.de

Für unser großartiges Team von Allen-Carr's-Easyway-Therapeuten in aller Welt

Vielen Dank auch an Tim Glynne-Jones für seine redaktionellen Beiträge

Inhalt

Vorwort

Allen Carr war über dreißig Jahre lang Kettenraucher. Nach zahllosen vergeblichen Aufhörversuchen konnte er sich 1983 endlich von seiner Sucht befreien. Statt einhundert Zigaretten pro Tag rauchte er dann keine einzige mehr – ganz ohne Entzugssymptome, ohne Willenskraft und ohne dabei zuzunehmen. Er hatte entdeckt, worauf die ganze Welt gewartet hatte: eine einfache Methode, mit dem Rauchen aufzuhören. Fortan widmete er sich dem Ziel, alle Raucher dieser Welt von ihrer Nikotinsucht zu befreien.

Dank des phänomenalen Erfolgs seiner Methode galt er bald als weltweit führender Experte in Sachen Rauchentwöhnung, und sein Netzwerk von Zentren umspannt heute den ganzen Globus. Sein erstes Buch, *Endlich Nichtraucher!*, hat sich mehr als zwölf Millionen Mal verkauft und ist nach wie vor ein internationaler Bestseller, der in über vierzig Sprachen übersetzt wurde. In Allen-Carr's-Easyway-Zentren haben schon viele Hunderttausend Raucher erfolgreich mit dem Rauchen aufgehört. Die Erfolgsquote liegt bei über neunzig Prozent – wer dort nicht mühelos von den Zigaretten loskommt, erhält sein Geld zurück.

Mit der Easyway-Methode von Allen Carr lassen sich auch andere Probleme wie Übergewicht, Alkoholismus, Schulden und andere Süchte besiegen. Auf den letzten Seiten dieses Buches finden Sie eine Aufstellung aller Zentren. Wenn Sie Hilfe brauchen oder weitere Fragen haben, wenden Sie sich bitte an ein Zentrum in Ihrer Nähe.

Weitere Informationen über die Easyway-Methode von Allen Carr finden Sie unter

www.allen-carr.de

Einführung

Schon als Kind hatte ich mit meinem Gewicht zu kämpfen. Ich kann mich noch genau erinnern, dass meine älteren Brüder mich als fett bezeichneten, als ich gerade mal fünf Jahre alt war. Mit acht Jahren sagte mir die Schulkrankenschwester, ich solle keinen Joghurt mehr essen, weil ich übergewichtig sei. Doch wenn ich mir Bilder von damals anschaue, war ich nach heutigen Maßstäben geradezu mager.

Trotzdem machten mir diese Bemerkungen sehr zu schaffen und hatten zur Folge, dass ich fünfunddreißig Jahre lang unter ständigen Gewichtsschwankungen litt. Nichts war mir so wichtig wie Essen und meine äußere Erscheinung, ich war geradezu davon besessen. Der innere Kampf gegen mein Essverhalten beherrschte mein ganzes Leben. Einen Großteil meiner Zeit dachte ich darüber nach, wie dick ich war, wann ich was essen konnte, mit welcher Kleidung sich mein Gewicht verbergen ließe und vor allen Dingen, was andere über mich denken mochten – wie schwach, unfrei und dumm ich mich fühlte. Essen machte mich unglücklich, doch ich sah keinen Ausweg.

Im Jahr 1997 besuchte ich zweimal das Allen-Carr's-Easyway-Zentrum in Raynes Park, London. Bei meinem ersten Termin wollte ich mit dem Rauchen aufhören, einige Monate später der Alkoholfalle entkommen. Beide Male konnte ich mich in nur sechs Stunden vollkommen befreien und habe seitdem nie mehr das Verlangen nach Zigaretten oder einem Drink verspürt. Als Allen seine bewährte Methode dann auch zur Lösung von Gewichtsproblemen anbot, war ich ganz begeistert. Genau wie bei Alkohol und Zigaretten machte Allen mir klar, dass ich bestimmten Lebensmitteln eine Bedeutung zuschrieb, die sie in Wirklichkeit gar nicht hatten. Seit ich durchschaut habe, dass die allgemein so beliebten Dickmacher in Wirklichkeit keineswegs ein Hochgenuss sind oder irgendwelche Vorteile bringen und dass die Nahrung am besten schmeckt, die uns auch besonders guttut, geht es mir in jeder Hinsicht besser.

Jetzt genieße ich jede Mahlzeit, weil ich Lebensmittel zu mir nehme, die nahrhaft sind und super schmecken. So werde ich ohne unangenehmes Völlegefühl richtig satt. Ich beneide andere nicht um das, was sie essen, sondern weiß, dass sie in der gleichen Falle stecken wie ich selbst früher. Wenn ich zu einem besonderen Anlass eingeladen bin, wird die Vorfreude nicht mehr durch die Frage nach der geeigneten Kleidung getrübt. Mittlerweile habe ich richtig Spaß daran, mir etwas zum Anziehen zu kaufen. Die Zeit, die Gedanken und die Energie, die ich früher für meine Essprobleme opfern musste, kann ich jetzt darauf verwenden, das LEBEN ZU GENIESSEN!

Ich werde Allen für seine Hilfe ewig dankbar sein und bin sehr froh darüber, dass ich für Easyway arbeiten darf, um anderen Menschen genauso zu helfen. Ursprünglich hatte Allen seine Methode entwickelt, um Menschen zu unterstützen, die mit dem Rauchen aufhören wollen – mit phänomenalem Erfolg, der bis heute andauert.

Mehr als vierhunderttausend Menschen haben in über fünfzig Ländern Easyway-Zentren besucht, Allen Carr's Easyway-Bücher wurden in mehr als vierzig Sprachen übersetzt und über sechzehn Millionen Mal verkauft. Schätzungen zufolge konnte die Methode bislang dreißig Millionen Menschen heilen. Dieser immense Erfolg ist nicht durch geschickte Werbe- oder Marketingkampagnen zustande gekommen, sondern der persönlichen Empfehlung der vielen Millionen zu verdanken, denen die Methode geholfen hat. Das Erfolgsrezept der Easyway-Methode von Allen Carr lässt sich ganz einfach erklären: SIE FUNKTIONIERT.

Endlich Wunschgewicht! für Frauen behandelt ein Problem, das zwar keineswegs auf Frauen beschränkt ist, Frauen jedoch besonders hart trifft, da ihre körperliche

Erscheinung heutzutage so sehr im Mittelpunkt steht. Diese Methode ist besonders angenehm, weil sie dafür sorgt, dass Essen in erster Linie Genuss bedeutet – mit dem schönen Nebeneffekt, dass Sie toll aussehen und sich wunderbar fühlen, ohne Verzicht üben oder anstrengendes Training absolvieren zu müssen.

Dank Allen Carr fühle ich mich so gesund und glücklich, wie ich es mir nie erträumt hätte. Ich bin mir sicher, dass die Easyway-Methode auch Ihr Leben nachhaltig verändern wird.

Colleen Dwyer
Leitende Therapeutin, Allen Carr's Easyway

Einleitung

Von John Dicey, weltweiter Geschäftsführer und leitender Therapeut von Allen Carr's Easyway

Allen Carr war über dreißig Jahre lang Kettenraucher und konsumierte sechzig bis einhundert Zigaretten pro Tag. Um aufzuhören, probierte er mit Ausnahme der Akupunktur fast alle bekannten Methoden aus, von Willenskraft über Nikotinprodukte und Hypnosetherapie bis hin zu Ersatzstoffen und anderen Hilfsmitteln – stets ohne Erfolg.

Er beschreibt seine Erfahrungen so: »Ich steckte in einer Zwickmühle. Zwar wollte ich unbedingt aufhören, doch bei jedem Versuch war ich unendlich unglücklich. Egal wie lange ich es ohne Zigarette aushielt, ich fühlte mich nie richtig frei. Es war, als hätte ich meinen besten Freund verloren, meine Stütze, meinen Charakter, meine wahre Persönlichkeit. Damals glaubte ich noch, manche Menschen seien einfach suchtanfällig oder geborene Raucher, und da in meiner Familie alle stark rauchten, war ich überzeugt, es liege bei uns in den Genen, dass wir Zigaretten brauchten, um das Leben richtig zu genießen oder Stress zu bewältigen.«

So kam er irgendwann zu der Überzeugung »Einmal Raucher – immer Raucher«, und stellte seine Aufhörversuche ein. Dann jedoch machte er eine Entdeckung, die ihn dazu veranlasste, es noch einmal zu versuchen: »Von einem Tag auf den anderen rauchte ich statt einhundert Zigaretten keine einzige mehr – ganz ohne schlechte Laune, Entzugssymptome, Verzicht oder Niedergeschlagenheit. Ganz im Gegenteil, ich fühlte mich unendlich wohl dabei. Schon bevor ich meine letzte Zigarette ausdrückte, begriff ich, dass ich endlich Nichtraucher geworden war. Seitdem habe ich nie wieder den Drang verspürt, mir eine Zigarette anzustecken.«

Schon bald wurde Allen klar, dass er eine Methode entdeckt hatte, mit der jeder Raucher aufhören kann, und zwar:

- GANZ LEICHT, SOFORT UND DAUERHAFT
- OHNE WILLENSKRAFT, HILFSMITTEL, ERSATZSTOFFE ODER TRICKS
- OHNE SCHLECHTE STIMMUNG ODER ENTZUGSSYMPTOME
- OHNE GEWICHTSZUNAHME

Nachdem seine Methode sich auch bei den Rauchern unter seinen Verwandten und Bekannten bewährt hatte, gab Allen seine gut bezahlte Buchhalterstelle auf und gründete ein Zentrum, um möglichst vielen Rauchern beim Aufhören helfen zu können.

Seine Methode, die er EASYWAY nannte, war so erfolgreich, dass Allen-Carr's-Easyway-Zentren mittlerweile in über einhundertfünfzig Städten in fünfzig Ländern der Welt zu finden sind. Die Bücher zu seiner Methode sind Verkaufsschlager, sie wurden bislang in mehr als vierzig Sprachen übersetzt, und jedes Jahr kommen neue hinzu.

Allen erkannte schnell, dass sich mit seiner Methode Süchte aller Art überwinden ließen. Zig Millionen Menschen haben damit das Rauchen, den Alkoholkonsum und andere Drogen aufgegeben oder eine Spielsucht, maßloses Essverhalten oder Schulden besiegt.

Easyway funktioniert, indem mit falschen Vorstellungen aufgeräumt wird, die glauben machen, eine schädliche Sache bringe einen Vorteil.

Das Buch, das Sie in den Händen halten, wendet diese Methode auf Gewichtsprobleme an – und im Gegensatz zu anderen Methoden ist hierbei keinerlei Willenskraft erforderlich.

Das klingt zu schön, um wahr zu sein? Ich kann Ihnen

versichern, Sie müssen wirklich nur dieses Buch vollständig lesen und sämtliche Anweisungen befolgen.

Dabei habe ich durchaus Verständnis dafür, wenn jemand die Erfolge, die diese Methode verspricht, bezweifelt oder gar für absolut unglaubwürdig hält. Mir selbst ging es nämlich ganz genauso, als ich zum ersten Mal von Easyway hörte. Zu meinem großen Glück besuchte ich Ende der 1990er Jahre ein Allen-Carr-Zentrum in London, wenn auch nicht aus freien Stücken. Ich hatte mich von meiner Frau dazu überreden lassen – wir hatten vereinbart: Wenn ich nach dem Seminar immer noch rauchte, würde sie mich mindestens zwölf Monate lang nicht mehr zu einem weiteren Aufhörversuch drängen. Damals rauchte ich noch achtzig Zigaretten am Tag, und mit der Easyway-Methode konnte ich mich aus der Sucht befreien – das hätte ich nie für möglich gehalten, und meine Frau vermutlich auch nicht.

Von diesem Erfolg war ich so begeistert, dass ich Allen Carr und Robin Hayley (mittlerweile Vorsitzender von Allen Carr's Easyway) inständig bat, sie bei ihrem Kampf gegen den Zigarettenkonsum unterstützen zu dürfen. Zu meiner großen Freude gelang es mir tatsächlich, sie davon zu überzeugen. Dass ich von Allen Carr und Robin Hayley lernen durfte, hat mein Leben unendlich bereichert, und ich schätze mich glücklich, dass Allen nicht nur mein Ausbilder und Mentor, sondern sogar mein Freund wurde. Die gründliche Ausbildung durch Allen Carr und Robin Hayley hat sich ausgezahlt – in Allens erstem Zentrum in London konnte ich persönlich mehr als dreißigtausend Raucher behandeln, und als Teil des Allen-Carr-Teams habe ich dazu beigetragen, die Easyway-Methode von Berlin bis Bogotá, von Neuseeland bis New York, von Sydney bis Santiago bekannt zu machen.

Mittlerweile verbreiten wir die Easyway-Methode auf Video und DVD, in Zentren und Apps, über Computerspiele und Hörbücher, in Online-Programmen und auf vielen weiteren Wegen – getreu Allens Wunsch, mit seinem Vermächtnis die bestmögliche Wirkung zu erzielen. Vor uns liegt noch ein langer Weg, doch dieses Buch wird uns einen entscheidenden Schritt voranbringen.

Mir wurde die Ehre zuteil, gemeinsam mit der wunderbaren Colleen Dwyer, einer besonders erfahrenen Easyway-Therapeutin, Allens Methode ein wenig zu aktualisieren und weiterzuführen.

So ist eine topaktuelle Version von Allens Arbeit entstanden, die es uns ermöglicht, seine Methode zur Lösung verschiedenster Probleme einzusetzen. Dort, wo es nötig erscheint, ergänzen wir den Text zudem um aktuelle Beispiele und Verweise.

Wenn Sie Allen Carrs Anweisungen befolgen, fällt es Ihnen nicht nur leicht, Ihr Wunschgewicht zu erreichen, sondern Sie können den Prozess richtig genießen. Sie werden nicht nur frei, sondern Ihre neue Freiheit wird Sie auch glücklich machen. Im Augenblick klingt das vielleicht noch zu schön, um wahr zu sein, aber lesen Sie bitte weiter. Sie haben nichts zu verlieren und absolut alles zu gewinnen. Jetzt möchte ich Sie in die allerbesten Hände geben – in die Hände von Allen Carr.

1.

Diäten führen nicht zum Erfolg

IN DIESEM KAPITEL

- EIN GEWICHTIGES PROBLEM
- DIE NEUE FRAU
- DER WAHRE SCHADEN
- MYTHEN, DIE DAS ABNEHMEN ERSCHWEREN
- EINE METHODE, DIE WIRKLICH FUNKTIONIERT

Das Elend und der Frust immer neuer vergeblicher Abnehmversuche sind für Frauen besonders problematisch und führen dazu, dass sie ständig unter Druck stehen. Dieses Buch zeigt Ihnen, wie Sie leicht, mühelos und dauerhaft Erfolg haben.

Früher wollten Frauen abnehmen, um in ihre Sommergarderobe zu passen oder am Strand eine gute Figur zu machen. Fettleibig waren nur einige wenige Unglückliche, und die bekannten Diäten konnte man an einer Hand abzählen. Doch seit dem Ende des zwanzigsten Jahrhunderts hat sich Übergewicht weltweit zu einer richtiggehenden Epidemie ausgewachsen, so dass das Thema Ernährung längst nicht mehr nur in Modejournalen diskutiert wird, sondern vielmehr als »kritisches Gesundheitsproblem« einzustufen ist.

UND FRAUEN SIND BESONDERS STARK BETROFFEN!

Laut Weltgesundheitsorganisation hat sich die Anzahl der fettleibigen Frauen zwischen 1980 und 2008 fast verdoppelt, nämlich von acht Prozent auf vierzehn Prozent. Damit ist sie eineinhalb Mal höher als die der Männer, und die Anzahl der Betroffenen steigt kontinuierlich an. Anders als viele andere gesundheitliche Beeinträchtigungen ist dieses Problem in den sogenannten »Industrienationen« besonders stark ausgeprägt, denn es gibt einen eindeutigen Zusammenhang zwischen Gewicht und Wohlstand: Menschen in wohlhabenderen Regionen leiden weitaus häufiger an Übergewicht. In Amerika sind fast zwei Drittel der Erwachsenen über zwanzig Jahren übergewichtig, und in Europa sieht es nicht viel besser aus. Insgesamt hat mehr als die Hälfte der Frauen in Europa und Amerika ein Gewichtsproblem.

Das ist an sich ziemlich paradox: In einer Welt, in der Diäten und Figur vor allem bei Frauen eine immer größere Rolle spielen, sind immer mehr Menschen – und vor allem Frauen – übergewichtig.

WARUM NUR?

FAKT

Laut Weltgesundheitsorganisation sterben Jahr für Jahr 2,8 Millionen Menschen, weil sie übergewichtig oder fettleibig sind.

DER UNTERSCHIED ZWISCHEN DEN GESCHLECHTERN

Die naheliegende Antwort lautet, dass wir zu viel essen und uns zu wenig bewegen. Wir fahren mit dem Auto, statt zu Fuß zu gehen oder das Fahrrad zu nehmen, und sitzen abends vor dem Fernseher, statt zu arbeiten, Sport zu treiben oder zum Tanzen auszugehen. In dieser Hinsicht leben wir anders als vor hundert Jahren, aber das erklärt nicht, wieso das weibliche Geschlecht heutzutage stärker unter Gewichtsproblemen leidet als das männliche. Sicherlich lag es nicht an den Handarbeiten und gelegentlichen Tanztees, dass Frauen in der Vergangenheit schlanker waren!

Zum einen gibt es physiologische Gründe dafür, dass Frauen leichter zunehmen als Männer. Im Schnitt hat eine gesunde Frau anderthalb- bis zweimal so viel Körperfett wie ein gesunder Mann und braucht gleichzeitig weniger Kalorien für jedes Pfund Körpergewicht. Somit ist sie anfälliger für eine Gewichtszunahme. Zudem hat die veränderte Rolle der Frau in der Gesellschaft dazu geführt, dass Frauen mittlerweile fast genauso viele Speisen und Getränke zu sich nehmen wie Männer – das gilt insbesondere auch für Alkohol.

Noch 1980 war es nicht üblich, dass Frauen abends in

Bars und Kneipen trinken gingen. Vor allem tranken sie dann keinesfalls so viel wie Männer. Doch der Wunsch nach Gleichberechtigung hat sich auch auf diesen Lebensbereich ausgewirkt und den Alkoholkonsum bei Frauen exponentiell ansteigen lassen. Der regelmäßige Konsum erheblicher Mengen Alkohol ist eine wichtige Ursache für Übergewicht.

Die Gleichheit der Geschlechter sorgt auch für großen Druck. Mehr Frauen als je zuvor gehen arbeiten und müssen nicht nur mit beruflichem Stress zurechtkommen, sondern oft weiterhin den Großteil der Pflichten im Haushalt und die Kinderbetreuung stemmen. Im Beruf, in der Schule, auf dem Wohnungsmarkt und in vielen anderen Lebensbereichen ist der Konkurrenzkampf größer denn je. Frauen mangelt es immer mehr an Zeit, deshalb ernähren sie sich zunehmend von schnell zubereiteten »Convenience«-Produkten und versuchen, den Stress mit »tröstenden« Naschereien und Alkohol zu lindern. Dabei helfen diese Lebensmittel und Getränke keineswegs gegen Stress, sondern machen ihn schlimmer, wie ich später in diesem Buch noch erläutern werde.

Immer mehr Frauen stellen fest, wie schrecklich es ist, an Übergewicht zu leiden, sehen sich jedoch nicht in der Lage, etwas daran zu ändern. Das Dilemma ist nur zu gut bekannt: Ihre hoffnungslose Lage können sie nur ertragen, wenn sie sich mit »Trostspendern« wie Keksen, Kuchen oder Süßigkeiten versorgen – und obwohl sie wissen, dass ihnen diese Dinge ganz und gar nicht guttun, können sie offenbar nicht darauf verzichten.

Also wollen sie das Problem von der anderen Seite angehen: Sport. Sie werden Mitglied im Fitnessclub oder fangen an zu joggen, um die überschüssigen Pfunde loszuwerden. Aber was geschieht bei so viel Anstrengung? Sie bekommen Hunger und Durst. Nach jeder Trainingseinheit essen und trinken sie deshalb umso mehr. Was sie auch versuchen, sie scheinen in der Falle zu stecken. Und vermutlich geht es Ihnen selbst ganz genauso …

Wie bei Millionen anderen übergewichtigen Frauen waren zahllose Diäten ebenso wirkungslos wie die sportliche Betätigung. Sie fühlen sich als Versagerin, halten sich für willensschwach, weil Sie keine Diät und kein Sportprogramm erfolgreich durchhalten. Nun, ich habe eine wichtige Nachricht für Sie:

DIÄTEN FÜHREN NICHT ZUM ERFOLG!

Und aus dem gerade erläuterten Grund gilt das auch für Sport. Um Sport zu treiben, brauchen Sie Treibstoff. Wenn Sie sich mit dem gleichen Mist versorgen, den Sie sonst zu sich nehmen, werden Sie nicht abnehmen.

Das klingt alles ziemlich kompliziert, finden Sie nicht? Wahrscheinlich denken Sie gerade: »Wenn es nur eine einfache Methode gegen mein Gewichtsproblem gäbe, dann wäre meine mangelnde Willenskraft kein Problem!« Schon wieder habe ich eine gute Nachricht für Sie: Es gibt eine einfache Methode. Und noch dazu gilt:

SIE BRAUCHEN KEINE WILLENSKRAFT!

Dass Sie Ihr Gewicht durch Diäten oder Sport nicht in den Griff bekommen, bedeutet keineswegs, dass Sie zu schwach sind. Sie haben Ihr Gewicht nicht unter Kontrolle, weil Sie bis jetzt einfach auf die falsche Methode gesetzt haben. Bevor wir auf die richtige Methode eingehen, sollten wir uns damit befassen, warum Sie überhaupt abnehmen möchten.

FAKT

Es ist erwiesen, dass Übergewicht das Leben verkürzt. Die Zahlen der Weltgesundheitsorganisation weisen darauf hin, dass Übergewicht die Weltbevölkerung Jahr für Jahr 35,8 Millionen gesunde Lebensjahre kostet.

DER WAHRE SCHADEN

Unter den vielen guten Gründen, aus denen man ein Gewichtsproblem angehen sollte, zählen die möglichen Auswirkungen auf die Gesundheit zu den besonders wichtigen. Schon seit Jahren ist erwiesen, dass ein hohes Körpergewicht erhöhten Blutdruck, Cholesterin und Typ-2-Diabetes begünstigt, was wiederum die Gefahr von Herz-Kreislauf-Erkrankungen und Schlaganfällen steigen lässt. Je höher das Gewicht, desto größer das Risiko für verschiedene Krebsformen wie Brust- oder Gebärmutterkrebs. Mit starkem Übergewicht ist man auf dem besten Weg, seinem Leben frühzeitig ein Ende zu setzen.

Diese gesundheitlichen Risiken sind kein Geheimnis und den allermeisten Menschen durchaus bekannt, und doch nimmt das Problem immer größere Ausmaße an. Offenbar kann uns die Angst vor möglichen gesundheitlichen Folgen nicht dazu bewegen, unser Essverhalten zu ändern. Genau wie die Warnhinweise auf Zigarettenschachteln keinen Raucher abschrecken, sind Übergewichtige taub für alle Warnungen vor ernährungsbedingten Gesundheitsproblemen. Schlimmer noch: Wer sich vor den Folgen des eigenen Essverhaltens fürchtet, isst sogar oft noch mehr.

Wenn Sie das Gefühl haben, dass nur Nahrung Trost spenden kann, was tun Sie dann, wenn Sie verzweifelt sind? So absurd es auch klingen mag: Hier liegt die Ursache des Problems. Sie stecken in einer Falle, die Sie dazu bringt, Ihre Lage aus einer völlig falschen Perspektive zu betrachten.

Wir alle wissen nur zu gut, welche gesundheitlichen Folgen Übergewicht mit sich bringt – genau wie Raucher wissen, wie sehr sie ihrer Gesundheit schaden, wenn sie weiterhin rauchen, und dass sie vermutlich langsam und qualvoll einen frühen Tod sterben werden. Doch dieses Wissen hält Millionen Frauen nicht davon ab, weiter minderwertige Speisen und Getränke zu sich zu nehmen, die dick und unglücklich machen. Die meisten Frauen wollen nämlich nicht aus Angst vor Gesundheitsschäden abnehmen, sondern weil sie das Übergewicht tagtäglich körperlich und psychisch beeinträchtigt – sie mögen kaum in den Spiegel schauen, die Kleidung passt nicht mehr richtig, sie schämen sich in der Öffentlichkeit, haben keine Energie, geraten bei der kleinsten Anstrengung außer Atem, fühlen sich hilflos und verachten sich jedes Mal, wenn sie sich hemmungslos Speisen und Getränke einverleiben.

Kurz gesagt, Sie wollen nicht abnehmen, weil Sie Sorgen um Ihre Gesundheit haben, sondern vor allem deshalb, weil das Übergewicht Ihre Lebensqualität einschränkt.

Gut möglich, dass Sie alle anderen Lebenslagen bestens im Griff haben, doch Ihre Ernährung bekommen Sie offenbar nicht unter Kontrolle. Bei jedem Versuch, sich künftig einzuschränken, müssen Sie feststellen, dass es Ihnen nicht gelingt. Kennen Sie die Situation, dass Sie sich nur eine einzige Praline oder einen einzigen Keks erlauben wollten und im Handumdrehen die gesamte Schachtel verdrückt haben? Wie die Pralinen oder Kekse überhaupt schmeckten, haben Sie dabei kaum registriert.

Das ist ein untrüglicher Hinweis darauf, dass Sie in der Falle sitzen.

DIE SUCHE NACH EINEM AUSWEG

Weshalb also ist es so schwer, einer Schachtel Kekse zu widerstehen? Niemand zwingt Sie mit vorgehaltener Waffe zum Essen. Wenn Sie genau überlegen, schmecken Kekse noch nicht einmal besonders lecker. Sie wissen, dass sie Ihnen nicht guttun. Und Sie wissen, dass Sie sich nach dem Essen schlecht fühlen werden.

UND TROTZDEM ESSEN SIE DIE GANZE PACKUNG LEER!

Angesichts der vielen vernünftigen Fakten sollte es doch eigentlich ganz einfach sein, schon dem allerersten Keks zu widerstehen, ganz zu schweigen von der kompletten Packung. Wieso scheint das so unmenschliche Beherrschung zu verlangen? Und wieso haben Sie offenbar keinen Erfolg, so sehr Sie sich auch bemühen?

Die Packung Kekse dient hier nur als anschauliches Beispiel. Vielleicht werden Sie bei Keksen nicht schwach, doch dann gibt es sicher etwas anderes, dem Sie nicht widerstehen können – bestimmt fällt Ihnen das eine oder andere ein.

Ganz gleich, was es ist, das Problem ist Ihnen sicherlich vertraut. Sie wissen, dass Sie die vermeintliche Leckerei nicht brauchen, dass sie Ihnen nicht guttut, und dennoch redet Ihnen eine innere Stimme ein, dass Sie sie unbedingt wollen.

Warum können Sie sich nicht einfach durchsetzen und diese Stimme in Ihrem Kopf zum Schweigen bringen?

Ein paar Seiten zuvor habe ich Übergewicht als Falle bezeichnet. Stellen Sie sich vor, Sie sitzen in einem Gefängnis mit drei Meter dicken Mauern, in das nur aus einem winzigen, unerreichbar hohen Fenster ein Lichtstrahl fällt. Der einzige Ausweg ist eine schwere Eisentür, von der man Ihnen gesagt hat, sie sei fast unmöglich zu öffnen.

Zuerst versuchen Sie, die Tür aufzudrücken, doch sie lässt sich nicht bewegen, so dass Sie sich schon bald entmutigt geschlagen geben, fest überzeugt, dass ein Entkommen tatsächlich unmöglich ist. So fühlt man sich nach einem fehlgeschlagenen Diätversuch: Man ist überzeugt davon, in einem Gefängnis zu sitzen, aus dem man sich nie mehr befreien kann. Diese Überzeugung beruht auf dem vorrangegangenen Scheitern, doch man übersieht dabei, dass man lediglich auf die falsche Methode gesetzt hat.

Die Easyway-Methode wird Ihnen zeigen, dass es sehr wohl einen Weg aus diesem Gefängnis gibt und die Flucht zudem ganz einfach ist. Überlegen Sie einmal genau, weshalb Sie glauben, ein Entkommen müsse schwer sein. Das liegt nur daran, dass man Ihnen das eingeredet hat und dass Ihr Fluchtversuch gescheitert ist! Dabei ist er nur deshalb gescheitert, weil Sie auf die falsche Methode gesetzt hatten. Und genauso erging es allen anderen, die Ihnen weisgemacht haben, ein Entkommen sei schwer.

MIT EIGENEN WORTEN: KAREN

Mir ging es wie so vielen anderen Frauen auch: Der Mythos, man müsse sich quälen, um sein Gewicht in den Griff zu bekommen, hinderte mich jahrelang an der Flucht aus der Falle. Ich ging davon aus, man brauche enorme Willenskraft, deshalb hatte ich stets eine negative Grundeinstellung. Ich fühlte mich so wie früher als Kind, wenn ich mit meinen Eltern wandern gehen musste. Damals wollte ich nie mitkommen, weil ich überzeugt war, es würde mir keinen Spaß machen, durch die Landschaft zu stapfen. Meine Eltern bestanden aber darauf, also trottete ich missmutig hinter ihnen her, so dass jeder Schritt eine Qual war. Weil ich mir eingeredet hatte, dass Wandern unangenehm sein würde, sorgte ich dafür, dass es wirklich keine Freude war.

Eines Tages brachen wir zu einer weiteren Wanderung auf, und aus irgendeinem Grund hatte ich dieses Mal eine positivere Einstellung. Das Laufen fiel mir leicht, und ich entdeckte viele schöne Dinge entlang des Weges. Die Strecke waren wir bereits viele Male gegangen – ich hatte bislang nur nie zugelassen, dass ich es genoss.

Ganz ähnlich verlief das Abnehmen mit der Easyway-Methode. Ich musste lediglich meine Einstellung ändern, und schon war es keine schwere, langsame, qualvolle Prozedur mehr, sondern ganz leicht und angenehm. Und Wanderungen genieße ich nach wie vor. Mit Easyway ist die gute Stimmung nie vorbei.

EINE METHODE, DIE WIRKLICH FUNKTIONIERT

Die meisten Frauen denken, es gebe zwei Möglichkeiten, um Gewicht zu verlieren: entweder eine Diät oder ein spezielles Trainingsprogramm. Beide Wege erfordern Willenskraft, da sie den Mythos verstärken, Abnehmen müsse schwer sein. Diese Überzeugung hält sich nur deshalb, weil man allgemein davon ausgeht, Abnehmen verlange Opfer – man müsse etwas »aufgeben«, das Genuss verschafft oder einen Vorteil bringt. Sie wissen jedoch bereits, dass nichts der Wahrheit ferner liegen könnte.

ÜBERGEWICHT MACHT
UNGLÜCKLICH UND UNSICHER.

Ihr ganzes Leben lang hat man Sie mit Fehlinformationen über Speisen und Getränke bombardiert und Ihnen weisgemacht, bestimmte Produkte könnten glücklich machen. Deshalb graut Ihnen vor dem Gedanken, Ihre Lieblingsnahrung »aufgeben« zu müssen. Diese Angst wurde durch die fehlgeschlagenen Diätversuche verstärkt. Sie stecken in der Zwickmühle: Sie wollen abnehmen, weil Ihr Gewicht Sie unglücklich macht, befürchten jedoch, das Leben werde dann nicht mehr schön sein.

Aber wie wäre es, wenn man Ihnen von einer dritten Option erzählen würde, einer ganz einfachen Alternative, einer leichten Methode, mit der sich die Gefängnistür ganz ohne Willenskraft oder Qualen öffnen lässt? Was, wenn man Ihnen einige Anweisungen liefern würde, mit denen Sie Ihr Idealgewicht ganz leicht, mühelos und dauerhaft erreichen können, ohne Diäten oder besonderes Training? Eine Methode, mit der Sie jederzeit so viel von Ihrer Lieblingsnahrung essen könnten, wie Sie möchten? Sie würden diese Methode doch zumindest einmal ausprobieren, oder etwa nicht?

Vielleicht sind Sie skeptisch, weil Sie sich mit aller Macht bemüht haben, die Gefängnistür aufzustoßen, und nun überzeugt sind, dass es Ihnen an Kraft fehlt. Doch was ist die Alternative? Wollen Sie den Rest Ihres Lebens im elenden, finsteren Trübsinn verbringen?

Als ich erstmals öffentlich bekannt machte, dass ich eine Methode gefunden hatte, mit der sich die Welt leicht, mühelos und dauerhaft vom Rauchen befreien kann, stieß ich auf große Skepsis. Dennoch ist es vielen Millionen Menschen gelungen, mit Hilfe von Easyway-Büchern oder Seminaren mit dem Rauchen aufzuhören. Und Jahr für Jahr überwinden weitere Zehntausende mit Easyway eine Sucht – sei es nach Nikotin oder Alkohol oder eine Verhaltenssucht wie Glücksspiel, übermäßiges Essen oder Verschwendungssucht. Easyway überzeugt Menschen in aller Welt aus einem einfachen Grund:

DIE METHODE FUNKTIONIERT!

Überträgt man die Methode, mit der Raucher ihre Nikotinsucht überwinden, auf Gewichtsprobleme, so drängt sich eine wichtige Frage auf. Selbstverständlich kann der Mensch problemlos ohne Zigaretten oder andere Nikotinprodukte auskommen, ohne Nahrung jedoch können wir nicht leben. Wie also soll eine Methode, mit der man vollständig und dauerhaft aufhört, auch für Nahrung gelten können? Auch ich hatte mit dieser Frage zu kämpfen, bis mir von unerwarteter Seite die Antwort offenbart wurde – eine Antwort von bestechender Logik.

Wenn Sie dieses Buch erstmals zur Hand nehmen, ist es ganz natürlich, dass Sie skeptisch sind. Das liegt an der Gehirnwäsche, der Sie ausgesetzt waren, und ist deshalb vollkommen in Ordnung. Mir ist klar, dass jeder, der an unsinnigen Diäten und Sportprogrammen verzweifelt ist, kaum glauben kann, dass es eine ganz einfache Methode zum Abnehmen geben soll. Vielleicht meinen Sie auch, dass ich Sie quälen will. Doch keine Sorge, nichts liegt mir ferner. Ich will Ihnen helfen, wahres Glück zu erreichen, indem Sie sich aus der Gewichtsfalle befreien.

Es schadet keineswegs, wenn Sie das Easyway-Versprechen kritisch hinterfragen – ich rate Ihnen sogar dringend dazu, alles in Frage zu stellen. Viele Menschen sind nur deshalb stark übergewichtig, weil sie das, was man ihnen sagt, nicht hinterfragen.

Skepsis ist in dieser Phase nur zu verständlich. Sie wird Sie nicht daran hindern, sich aus der Falle zu befreien, sofern Sie sich davon nicht aufhalten lassen. Probieren Sie die Methode trotz aller Bedenken, die Sie im Verlauf dieses Buches überkommen könnten, einfach aus, und lassen Sie sich überraschen, wohin sie Sie führt. Das kostet nicht viel Mühe. Und denken Sie stets an die Alternative: Sie bleiben für den Rest Ihres Lebens in einer elenden Falle gefangen.

Vorerst müssen Sie noch gar nichts ändern. Das geschieht alles zu seiner Zeit, wenn Sie das Ende des Buches erreichen, und dann werden Sie dazu bereit sein. Bis dahin sollten Sie weder Ihr Verhalten ändern noch etwas anderes tun, das Sie daran hindern könnte, das, was Sie lesen, richtig zu verinnerlichen.

DIE ANWEISUNGEN

Vielleicht fragen Sie sich: »Wenn die Methode so einfach ist, warum kann ich dann nicht einfach zu den letzten Seiten vorblättern und das Geheimnis lüften?« Wenn das möglich wäre, würde ich Ihnen dringend dazu raten. Nichts wäre überzeugender als eine Reise durch die Zeit, damit Sie selbst erleben, wie Sie sich fühlen werden, nachdem Sie sich aus der Falle befreit haben. So funktioniert die Methode allerdings nicht. Wenn Sie Teile des Buches überspringen, werden Sie keinen Erfolg haben.

Bei Easyway gibt es keine Geheimnisse – ich verberge nichts, um einen dramatischen Effekt zu erzielen. Sie werden lediglich einfache Anweisungen erhalten, mit denen Sie die Gehirnwäsche rückgängig machen können, die für Ihr Gewichtsproblem verantwortlich ist. Diese Anweisungen müssen jedoch in der richtigen Reihenfolge befolgt werden, ähnlich den Richtungsangaben, die aus einem Labyrinth führen, oder der Zahlenkombination zu einem Safe. Wenn ich Ihnen verschiedene Zahlen auf einen Zettel kritzele und Sie diese in der falschen Reihenfolge eingeben oder einige davon auslassen, bleibt der Safe fest verschlossen. Genauso ist es mit Easyway. Die Methode funktioniert, wenn Sie die Anweisungen in der richtigen Reihenfolge befolgen. Wenn Sie das tun, ist Ihnen Erfolg garantiert. Das ist alles. Wenn Sie diese Regel zwischendurch vergessen und versucht sind, einige Seiten zu überspringen, lesen Sie noch einmal dieses Kapitel und rufen Sie sich die erste Anweisung in Erinnerung:

ERSTE ANWEISUNG:
BEFOLGEN SIE SÄMTLICHE ANWEISUNGEN!

Indem Sie dieses Buch zur Hand genommen haben, haben Sie bereits eine der wichtigsten Entscheidungen Ihres Lebens getroffen. Den Schlüssel, der Sie aus dem Gefängnis des Übergewichts befreien wird, halten Sie bereits in der Hand. Nun müssen Sie diesen Schlüssel nur noch verwenden. Ihnen steht eine spannende, aufregende Erfahrung bevor. Alle Fragen, die Sie möglicherweise haben, alle Skepsis, die Sie empfinden, werden verschwinden, wenn Sie weiterlesen. Im Nachhinein werden Sie es kaum glauben können, dass es Ihnen jemals schwerfiel, Ihr Gewicht im Griff zu haben. Außerdem werden Sie ganz begeistert davon sein, wie gut Sie sich fühlen und wie mühelos Sie abnehmen konnten.

Dieses Buch konzentriert sich zwar auf die Lösung Ihres Gewichtsproblems, doch letztendlich sollen Sie vor allem glücklich werden. Ganz gleich, wer Sie sind, was Sie tun, woher Sie kommen – dieses Buch ist die Antwort, nach der Sie gesucht haben. Viel Spaß bei der Anwendung!

ZUSAMMENFASSUNG

- Frauen neigen stärker zu Übergewicht als Männer.
- Diäten führen nicht zum Erfolg.
- Die meisten Menschen wollen nicht wegen der gesundheitlichen Risiken, sondern wegen der alltäglichen Einschränkungen abnehmen.
- Wenn Sie sich sicher sind, dass Abnehmen schwer ist, wird es das garantiert sein.
- Nur mit der Easyway-Methode ist Abnehmen einfach.
- Erste Anweisung: BEFOLGEN SIE SÄMTLICHE ANWEISUNGEN!

2.

Von der Natur lernen

IN DIESEM KAPITEL

- EIN EICHHÖRNCHEN
- WILD LEBENDE TIERE SIND NICHT FETTLEIBIG
- DIE FALSCHE NAHRUNG
- SIE GEBEN NICHTS AUF

Warum hört ein Eichhörnchen, dem seine Lieblingsnahrung in Hülle und Fülle zur Verfügung steht, irgendwann auf zu fressen und bunkert den Rest für später?

Im letzten Kapitel habe ich die Frage gestellt, wie sich eine Methode, mit der man vollständig und dauerhaft vom Rauchen loskommt, auf das Thema Ernährung übertragen lässt, und erwähnt, dass ich ganz unverhofft auf die Antwort gestoßen bin. Ein Eichhörnchen sorgte dafür, dass mir ein Licht aufging.

Haben Sie schon einmal beobachtet, wie ein Eichhörnchen Nüsse verspeist? Wenn das hungrige kleine Geschöpf eine reichhaltige Menge seiner Lieblingsnahrung vorfindet, frisst es dann alles auf einmal auf? Nein, nach einer Weile hört es auf und hortet den Rest für später an einem sicheren Ort. Jederzeit könnte es von einem Raubtier aufgespürt werden und würde dann geradewegs einen Baum hinaufrennen, als wäre das die leichteste Übung der Welt.

Stellen Sie sich nur einmal vor, Sie wären genauso behände und könnten dennoch so viel von Ihrer Lieblingsnahrung essen, wie Sie möchten. Wir gehen automatisch davon aus, dass das eine das andere ausschließt. Ein Mensch, der so viel von seiner Lieblingsnahrung isst, wie er möchte, kann sich schon bald nur noch im Schneckentempo fortbewegen und ganz sicher keine Bäume erklimmen! Wieso nur gelingt es dem Eichhörnchen?

Dass es für das Eichhörnchen sinnvoll ist, einige Nüsse für später übrig zu lassen, leuchtet uns sofort ein. Ein wild lebendes Tier weiß nie, wann es wieder etwas zu fressen findet, deshalb sichert es sein Überleben, indem es Nahrung bunkert. Aber kann das Eichhörnchen wirklich so vernünftig planen? Und warum haben Eichhörnchen keine Gewichtsprobleme? Wissen sie etwa, dass sie nicht mehr auf Bäume klettern können, wenn sie zu viel essen?

Sehen wir uns jetzt an, was passiert, wenn man Menschen eine Schale Nüsse vorsetzt: Es wird drauflosgefuttert, bis der letzte Rest vertilgt ist! Wieso ist die intelligenteste Spezies auf dem Planeten so dumm, dass sie sich bis zum Platzen vollstopft und damit zu Behäbigkeit und Übergewicht verurteilt, während ein Tierchen, dessen Gehirn nicht größer als eine Nuss ist, deutlich mehr Vernunft an den Tag legt? Die Vermutung liegt nahe, dass die Intelligenz hier gar keine Rolle spielt.

In Sachen Ernährung scheinen nicht nur Eichhörnchen klüger zu sein als wir Menschen. Überlegen Sie einmal genau: Haben Sie schon einmal irgendein wild lebendes Tier gesehen, das an Übergewicht litt? Sicher, es gibt sehr dicke Tiere wie Walrösser oder Flusspferde, aber deren Gestalt ist von der Natur so vorgesehen und passt zu ihrer Lebensweise und ihrem Lebensraum. Kein Walross oder Flusspferd ist jedoch deutlich dicker als seine Artgenossen.

Im Fernsehen sind oft wunderbare Aufnahmen von Tieren in der Wildnis zu bestaunen, und dabei fällt auf, wie sehr sich Exemplare der gleichen Gattung in Größe und Gestalt ähneln. Sei es ein Schwarm Fische, eine Herde Wasserbüffel, eine Schar Gänse … die einzelnen Tiere sind zwar manchmal unterschiedlich groß, doch ihre Gestalt, ihre Proportionen sind immer gleich. Keines hinkt den anderen hinterher, weil es so viel gefressen hat, dass es einen ungeheuren Bauch mit sich herumschleppt.

Nicht nur die Intelligenz unterscheidet den Menschen vom Tierreich. Wir sind auch die einzige Spezies der Erde, die an Gewichtsproblemen leidet – wir und die domestizierten Tiere, deren Essverhalten wir steuern.

Das lässt vermuten, dass man uns etwas verheimlicht, was alle anderen Geschöpfe auf dem Planeten wissen. Tiere können jederzeit so viel von ihrer Lieblingsnahrung essen, wie sie möchten, ohne an Übergewicht zu leiden. Warum gelingt uns das nicht? Kann es etwa sein, dass uns unsere Intelligenz zum Verhängnis wird? Halten wir uns für schlauer als die Bewohner des Tierreichs?

ZITATE

»Es kommt nur darauf an, dass man sich selbst mit seinem Gewicht und seinem Aussehen wohlfühlt.«

Alessandra Ambrosio, Model und Schauspielerin

»Eine Kultur, die auf weibliche Schlankheit fixiert ist, ist nicht von weiblicher Schönheit besessen, sondern von weiblichem Gehorsam.«

Naomi Wolf, Schriftstellerin

»Kochen Sie jeden Tag mit frischen Zutaten! Mit frischem Obst, frischem Gemüse und anderen frischen Lebensmitteln nimmt man nicht so leicht zu. Und ich esse, was ich möchte – nur nicht übermäßig viel.«
Debi Mazar, Schauspielerin

»Wer das Vertrauen in seinen Körper verliert, verliert das Vertrauen in sich selbst.«
Simone de Beauvoir, Philosophin

»Ich leide an hohem Blutzucker, aber Typ-2-Diabetes wird mich nicht umbringen. Wenn ich mich vernünftig ernähre, Sport treibe, mein Gewicht kontrolliere und darauf achte, was ich esse, wird es mir Zeit meines Lebens gut gehen.«
Tom Hanks, Schauspieler

»Früher habe ich mich mit meinem Gewicht und meinem Trainingsprogramm verrückt gemacht. Wie sehr ich mich auch anstrengte, ich war nie zufrieden mit mir. Deshalb habe ich beschlossen, mich so zu akzeptieren, wie ich bin, und weiß jetzt, dass ich in Ordnung bin.«
Ellen DeGeneres,
Comedian und Fernsehmoderatorin

DIE WURZEL DES PROBLEMS

Nicht Intelligenz bringt das Eichhörnchen dazu, dass es irgendwann mit dem Fressen aufhört und einen Vorrat anlegt, sondern der Instinkt. Tiere brauchen keine Ernährungswissenschaftler oder Diätberater, die ihnen erklären, wie man sich in Form hält, denn sie wissen instinktiv, was sie zu sich nehmen sollten und was nicht. Früher ging es uns Menschen genauso. Doch unsere Intelligenz hat unsere Denkweise verändert, so dass wir beim Thema Ernährung mittlerweile nicht mehr wissen, was wir glauben sollen.

Ständig tauchen neue Diätempfehlungen auf, oft mit äußerst widersprüchlichen Aussagen. Kein Wunder, dass wir ganz verwirrt sind! Man bombardiert uns mit komplizierten Informationen und Statistiken, die offenbar nicht einmal Wissenschaftler richtig verstehen – sonst hätte mittlerweile sicher jemand eine Diät entwickelt, die wirklich funktioniert!

In Kapitel eins habe ich Folgendes behauptet:

Mit Easyway erreichen Sie Ihr Idealgewicht ganz leicht, mühelos und dauerhaft, ohne Diäten oder besonderes Training, und können dabei jederzeit so viel von Ihrer Lieblingsnahrung essen, wie Sie möchten.

Vielleicht meinten Sie, das klinge zu schön, um wahr

zu sein – schließlich ist es im Leben nur selten so einfach.

Für 99,9 Prozent der Tierwelt ist die Ernährung aber tatsächlich so unkompliziert. Schauen wir uns doch einmal genauer an, woran das liegt.

Natürlich erleben Tiere immer wieder Phasen, in denen die Nahrung knapp ist, entscheidend ist jedoch ihr Verhalten, wenn Nahrung im Überfluss vorhanden ist. Während der Mensch sich den Magen vollschlägt, bis er fettleibig wird, fressen Tiere nur in Maßen und bleiben fit. Irgendwie wissen sie, wann sie genug gefressen haben.

Bevor wir darauf eingehen, warum sich die Menschheit in dieser Hinsicht von der Tierwelt unterscheidet, möchte ich mit zwei falschen Vorstellungen über meine Methode aufräumen. Zum einen ist sie kein Wundermittel, auch wenn die überglücklichen Menschen, die damit erfolgreich ihr Leben geändert haben, sie manchmal so bezeichnen. Easyway ist weder besonders kompliziert noch geheimnisvoll, sondern einfach nur logisch.

Zweitens ist Easyway keine Diät. Wir haben zwar festgestellt, dass nicht Essen an sich, sondern nur übermäßiges Essen ein Problem darstellt, doch Sie müssen die Menge der Nahrung, die Sie zu sich nehmen, nicht reduzieren. Ich werde noch erläutern, dass man nur dann zu viel isst, wenn man das Falsche zu sich nimmt – nämlich sogenanntes »Junkfood«. Im weiteren Verlauf dieses Buches wird Ihnen all das vollkommen klar werden. Dazu müssen Sie lediglich sämtliche Anweisungen befolgen.

Immer noch skeptisch? Das ist vollkommen normal. Ich habe auch erst die Grundzüge der Methode erläutert. Bis hierhin haben wir lediglich festgestellt, dass wir Menschen, die intelligentesten Lebewesen auf diesem Planeten, an Essstörungen und Übergewicht leiden, das übrige Tierreich jedoch nicht. Alle anderen Tiere richten sich nach ihrem Instinkt, wir dagegen setzen auf unsere Intelligenz. Tiere essen so viel von ihrer Lieblingsnahrung, wie sie möchten, und behalten ganz ohne Diäten oder besonderes Training ihr Idealgewicht. Davon können wir eindeutig lernen.

Es geht nicht darum, dass Sie der Methode trauen oder an sie glauben müssen, denn Sie sollten die Anweisungen keinesfalls blindlings befolgen. Wichtig ist, dass Sie den Grund für jede Anweisung verstehen, denn dann sind Sie eher bereit, sich daran zu halten.

ZWEITE ANWEISUNG: BLEIBEN SIE UNVOREINGENOMMEN!

WIE UNVOREINGENOMMEN SIND SIE?

Vielleicht sind Sie überzeugt davon, unvoreingenommen zu sein – in diesem Fall sind Sie es jedoch wahrscheinlich nicht. Die Tatsache, dass Sie von Ihrer Unvoreingenommenheit überzeugt sind, deutet darauf hin, dass Sie nicht sämtliche Möglichkeiten in Betracht ziehen. Wer nicht unvoreingenommen ist, wird keinen Erfolg haben, deshalb müssen Sie sich klarmachen, wie leicht man sich in die Irre führen lässt.

Die folgende Übung wird Ihnen dabei helfen. Betrachten Sie die folgende Abbildung. Was sehen Sie?

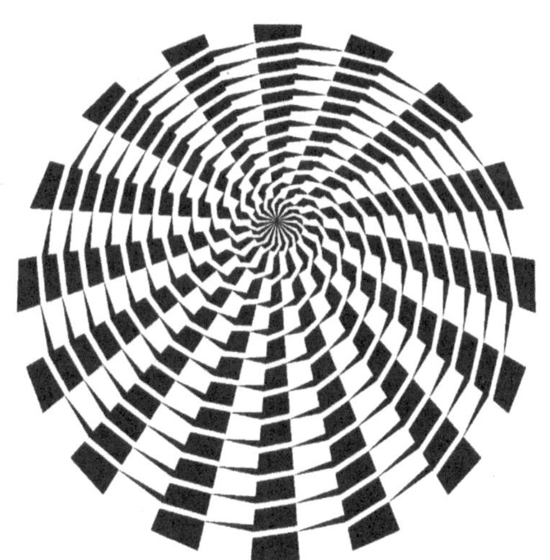

Haben Sie sich festgelegt?

Wenn Sie glauben, eine Spirale zu erkennen, schauen Sie noch einmal genau hin. Es handelt sich nämlich in Wirklichkeit um eine Reihe von konzentrischen Kreisen. Ihre Augen nehmen die charakteristischen Eigenschaften einer Spirale wahr, so dass Ihr Gehirn zu dem Schluss kommt, dass es sich tatsächlich um eine Spirale handelt. Hier wird deutlich, dass wir ein unbekanntes Bild nicht unvoreingenommen und aufgeschlossen betrachten, sondern auf unser erlerntes Wissen zurückgreifen.

SIE KÖNNEN NUR DANN RICHTIG UNVOREINGENOMMEN SEIN, WENN IHNEN KLAR IST, DASS SIE NORMALERWEISE VOREINGENOMMEN SIND.

Im weiteren Verlauf dieses Buches werden Sie erfahren, wieso Menschen an Gewichtsproblemen leiden, und Ihnen wird auffallen, dass Sie immer mehr Aspekte Ihres Essverhaltens hinterfragen. Das kann eine wahre Offenbarung sein. Die meisten Menschen denken nie darüber nach, was oder warum sie essen, sondern befolgen eine Routine, die andere für sie festgelegt haben. Wenn Sie eine kritische Haltung entwickeln und die richtigen Fragen stellen, werden Sie erstaunt feststellen, dass Sie einer Gehirnwäsche ausgesetzt waren. Und was noch wichtiger ist: Es wird Ihnen ganz leichtfallen, diese wieder rückgängig zu machen.

ZUSAMMENFASSUNG

- Tiere fressen jederzeit so viel von ihrer Lieblingsnahrung, wie sie möchten, behalten jedoch ihr Idealgewicht.
- Gewichtsprobleme kennt lediglich die Spezies Mensch (und ihre domestizierten Haustiere).
- Problematisch ist nicht, dass wir zu viel essen, sondern dass wir das Falsche essen.
- Machen Sie es so wie die Tierwelt, dann erreichen Sie Ihr Idealgewicht, obwohl Sie jederzeit so viel von Ihrer Lieblingsnahrung essen, wie Sie möchten.
- Zweite Anweisung: BLEIBEN SIE UNVOREINGENOMMEN!

3.

Deshalb lesen Sie dieses Buch

IN DIESEM KAPITEL

- LIEBLINGSNAHRUNG
- GESCHMACK ODER DER MANGEL AN GESCHMACK
- WER ENTSCHEIDET, WAS SIE ESSEN?
- DIE ILLUSION VON GENUSS
- DESHALB FÜHREN DIÄTEN NICHT ZUM ERFOLG
- DIE DRITTE ANWEISUNG

Vielleicht meinen Sie, dass Sie sich immer wieder für die falsche Nahrung entscheiden. Aber geschieht das wirklich aus freiem Willen?

Wenn wir unsere Ernährung gleich genauer unter die Lupe nehmen, werden Sie erkennen, weshalb es so wichtig ist, unvoreingenommen zu bleiben. Beim Thema Nahrung neigen wir zu Trugschlüssen. So gibt es beispielsweise viele Menschen, die sich als »Food Lovers« bezeichnen, aber dennoch mit ihrem Essverhalten nicht zufrieden sind. Der Vorfreude auf eine Mahlzeit folgt nach dem Verzehr keine entsprechende Zufriedenheit. Ganz offensichtlich ist mit ihrer Ernährung etwas nicht in Ordnung, doch sie behaupten, sie könnten daran nichts ändern. Sie treffen immer wieder falsche Entscheidungen und fühlen sich deshalb schwach und dumm.

Dabei müssen sie sich keineswegs schämen, denn diese »Entscheidungen« in Sachen Ernährung sind keineswegs freie Entscheidungen, sondern die Folge einer lebenslangen Gehirnwäsche. Wenn man mal ehrlich ist, beruhte die überwiegende Mehrheit der Mahlzeiten, die Sie seit Ihrer Geburt zu sich genommen haben, nicht auf Ihrem freien Willen. Sie hatten nicht die Kontrolle, warum also sollten Sie sich schlecht fühlen oder sich für die Entwicklung schämen, die Ihr Essverhalten genommen hat?

Außerdem ist interessant, dass diese Leute sich als »Food Lovers« bezeichnen, obwohl Nahrungsmittel zur

Folge haben, dass sie sich schlecht und dumm fühlen. Offenbar lieben sie nur den Gedanken an Nahrung, während die Realität eine Enttäuschung nach der anderen bedeutet. Ihre Selbstwahrnehmung und ihr Verhältnis zu Nahrung beruhen also ganz offensichtlich auf einer Illusion. Das ist nur ein Beispiel für die Gehirnwäsche, der wir alle von Geburt an ausgesetzt sind.

Zum Glück müssen wir uns der Gehirnwäsche nicht geschlagen geben, sondern können sie rückgängig machen. Das ist ganz leicht. Von diesem Augenblick an werden Sie selbst entscheiden, was Sie essen. Das bedeutet nicht, dass Sie Diät halten müssen, sondern Sie entscheiden sich einfach für ein Essverhalten, das Sie glücklich und zufrieden macht – wie das Eichhörnchen. Wir werden lediglich eine Situation ändern, mit der Sie nicht zufrieden sind, so dass Sie das Leben mehr genießen können.

IHRE LIEBLINGSNAHRUNG

Erreichen Sie Ihr Idealgewicht ganz leicht, mühelos und dauerhaft, ohne Diäten oder besonderes Training, und essen Sie dabei jederzeit so viel von Ihrer Lieblingsnahrung, wie Sie möchten.

Dieses Versprechen umfasst zwei Aspekte, die in der Regel Skepsis hervorrufen. Zum einen heißt es, dass

Sie Ihr Idealgewicht ohne Willenskraft oder Mühe erreichen können. Mit der Methode Willenskraft werde ich mich später in diesem Buch eingehender befassen, wenn Sie bereits die Vorteile der Easyway-Methode erkannt haben. Außerdem wird versprochen, dass Sie so viel von Ihrer Lieblingsnahrung essen können, wie Sie möchten. Vermutlich glauben Sie, dass Sie das bereits tun und genau deshalb ein Gewichtsproblem haben.

ÜBERLEGEN SIE NOCH EINMAL GENAU.

Sie erinnern sich sicher noch an die optische Täuschung aus Kapitel zwei. Das, was Sie für eine Spirale gehalten haben, stellte sich als Reihe konzentrischer Kreise heraus. Das Gehirn lässt sich sehr leicht in die Irre führen, deshalb sollten Sie darauf achten, dass Sie unvoreingenommen alle Möglichkeiten in Betracht ziehen – zuallererst die Möglichkeit, dass Sie die Nahrung, die Sie für Ihre Lieblingsnahrung halten, in Wirklichkeit gar nicht so gerne mögen.

Was also wissen wir über diese sogenannten Favoriten?

- Sie machen nicht glücklich.
- Sie sorgen nicht dafür, dass Sie sich gesund und voller Energie fühlen.

- Sie verursachen Übergewicht.
- Sie wünschten, Sie könnten erreichen, dass Sie weniger davon zu sich nehmen.

Warum also sind diese Lebensmittel Ihre Lieblingsnahrung?

Liegt es vielleicht am Geschmack? Ist er wunderbar, unwiderstehlich … oder wie würden Sie ihn beschreiben? Tja, wie lässt er sich am besten beschreiben? Wenn man jemanden bittet, den wunderbaren Geschmack der Lieblingsnahrung zu schildern, fehlen oft die richtigen Worte. Das liegt daran, dass die meisten Nahrungsmittel, die wir für unsere Favoriten halten – Kekse, Kuchen, Pommes, Brot, Nudeln und so weiter –, in Wirklichkeit fade schmecken, sofern sie nicht mit etwas anderem gewürzt wurden.

Geschmack ist sehr anfällig für Suggestion und wird oft durch andere Faktoren beeinflusst, zum Beispiel durch das Umfeld, in dem wir essen, oder die Gesellschaft oder den Anlass. Eine Flasche Wein auf einer Strandterrasse am Mittelmeer halten Sie für einen Hochgenuss, doch wenn Sie den gleichen Wein bei bewölktem Wetter in England trinken, schmeckt er einfach nicht genauso gut. Die Macht der Suggestion ist bei Speisen und Getränken übermächtig.

Viele Lebensmittel, die man allgemein als Luxusgüter betrachtet, finden wir beim allerersten Mal geradezu widerlich. Austern, Kaviar, Gänseleberpastete, Schimmelkäse, Weinbrand … All das schmeckt beim ersten Probieren furchtbar. Allerdings werden diese Produkte so vermarktet, dass wir den Wunsch verspüren, sie unbedingt zu mögen. Also halten wir durch, bis wir Geschmack daran finden. Dabei werden wir eigentlich nur immun gegen den Geschmack und entwickeln eine Toleranz gegen den Widerwillen, der uns beim ersten Bissen fast würgen ließ. Wir haben also keineswegs Geschmack daran gefunden, sondern

WIR HABEN UNS
GESCHMACK ABGEWÖHNT.

Haben Sie schon einmal einen Hamburger gegessen und sich dabei richtig auf den Geschmack in Ihrem Mund konzentriert? Was wäre, wenn man Ihnen sagte, der Burger bestehe aus Hunde- oder Rattenfleisch? Dann würden Sie ihn vermutlich auf der Stelle ausspucken. Aber wieso nur? Aus welchem logischen Grund sollte eine Kuh, die ihr Leben in Schlamm, Exkrementen und Fliegen verbringt, eine Delikatesse sein, während es Ihnen abartig vorkommt, einen Hund oder eine Ratte zu verspeisen? Und warum sind in anderen Kulturen Kühe heilig, während Hunde als Nahrung gelten?

Sowohl Kuh-Esser als auch Hunde-Esser halten ihre bevorzugte Nahrung für ganz natürlich – wer von ihnen war nun einer Gehirnwäsche ausgesetzt? Die Antwort lautet: beide. Es ist ganz offensichtlich, dass keine Fleischart besser schmeckt als die andere. Welchen Geschmack wir wahrnehmen, hängt lediglich davon ab, wie uns die Nahrung präsentiert wird. Sie wissen ja, Ihre Nahrungsaufnahme wurde vom Tag Ihrer Geburt an von anderen Menschen kontrolliert. Es ist höchste Zeit, dass Sie endlich selbst entscheiden.

Man macht uns weis, dass die Nahrung, die wir für unsere Lieblingsnahrung halten, auch besonders gut schmeckt. Die schöne Wahrheit lautet jedoch: In Wirklichkeit ist die Nahrung besonders lecker, die auch besonders gut für Sie ist. Das können viele Menschen nur deshalb schwer akzeptieren, weil die Junkfood-Industrie uns so konditioniert hat, dass wir bekanntermaßen ungesunde Nahrung für besonders köstlich halten.

DESHALB FÜHREN DIÄTEN BEI FRAUEN NICHT ZUM ERFOLG

- Bei einer Diät ist Essen kein Genuss mehr – Essen sollte aber immer Genuss bedeuten.
- Fast alle, die durch Diäten an Gewicht verlieren, nehmen irgendwann wieder zu.
- Bei Diäten entsteht ein Gefühl von Verzicht, das Essstörungen, zum Beispiel regelrechte Essanfälle, hervorrufen kann.
- Bei einer Diät wird der Stoffwechsel häufig träger, so dass es viel schwieriger ist, Gewicht zu verlieren.
- Falls Ihr gestörtes Essverhalten auf ein traumatisches Erlebnis zurückzuführen ist, geht die Diät lediglich die Symptome und nicht die Ursachen an.
- Nach dem Ende der Diät ernährt man sich wieder wie zuvor – von der ungesunden Nahrung, die überhaupt erst zum Übergewicht geführt hat. Viel besser ist es, auf eine gesunde Ernährungsweise umzusteigen, die Ihnen für den Rest Ihres Lebens zugutekommt.

SO WERDEN WIR VON GEBURT AN KONDITIONIERT

Wenn wir unsere Lieblingsnahrung also nicht nach dem Geschmack auswählen, wonach dann? Der Schlüssel liegt in dem Begriff »auswählen«. Die Entscheidungen, die wir in Bezug auf unsere Ernährung treffen, sind keineswegs unsere freie Wahl. Seit dem Tag Ihrer Geburt wurden Sie von anderen beeinflusst. Hat man Sie als Baby gestillt oder mit der Flasche ernährt? Wer hat das entschieden? Wer hat entschieden, wann es Zeit für die erste feste Nahrung war? Und als Sie dann älter wurden, haben Sie selbst das Angebot in der Schulmensa festgelegt, oder mussten Sie sich mit dem begnügen, was Ihnen vorgesetzt wurde? Welche Entscheidungsmöglichkeiten gibt es in der Kantine Ihres Arbeitgebers? Und selbst nach Feierabend – wer entscheidet, was zum Abendessen auf den Tisch kommt? Selbst wenn Sie selbst kochen, werden Sie durch Ihr Budget eingeschränkt oder müssen auf die Vorlieben Ihres Partners oder das Angebot im Lebensmittelhandel Rücksicht nehmen.

Es ist unbestreitbar: Seit dem Tag unserer Geburt sind die meisten Mahlzeiten, die wir zu uns nehmen, nicht das Ergebnis freier Entscheidungen, sondern Folge der Konditionierung durch unsere Eltern und andere Menschen, die selbst ebenfalls durch die Lebensmittelindustrie konditioniert wurden – und diese lebt davon, dass sie uns Junkfood verkauft.

Bei manchen Menschen sind nicht die drei Hauptmahlzeiten am Tag problematisch, sondern die Snacks zwischendurch – der Schokoriegel oder die kleine Tüte Chips, die sie spontan an der Kasse mitnehmen. Diese rufen besondere Schuldgefühle hervor, weil sie den Eindruck erwecken, dass man aus freiem Willen handelt. Doch das stimmt nicht. Der Impuls, einen Schokoriegel zu kaufen, wird durch eine Assoziation ausgelöst, die durch Konditionierung in Ihrem Gehirn verankert wurde, durch Werbekampagnen der Lebensmittelindustrie oder dadurch, dass Ihre Eltern, Großeltern oder andere Erwachsene Sie mit Schokolade belohnt haben, als Sie noch ein Kind waren.

Die Junkfood-Industrie schert sich nicht um Ihre Gesundheit und Ihr Wohlbefinden, sondern will lediglich ihre Produkte verkaufen und dafür sorgen, dass möglichst viele Menschen davon abhängig werden. Dazu macht sie auf subtile Weise alle erdenklichen Versprechungen, damit der Eindruck entsteht, diese Kombination aus Zucker und Fett wirke aufmunternd, fördere die Coolness oder steigere den Sexappeal. Manche Süßigkeiten werden sogar nur zu bestimmten Jahreszeiten verkauft, als handelte es sich um Saisonprodukte wie frisches Obst!

Wenn dieser falsche Eindruck fest in Ihrem Kopf verankert ist, braucht es nur noch einen bestimmten Auslöser, damit Sie denken, dass Sie einen Schokoriegel wollen. Das kann passieren, wenn Sie einen gewissen Duft wahrnehmen, sich langweilen, unsicher sind oder einer Gewohnheit folgen, wenn Ihnen jemand etwas Süßes anbietet oder Sie sich nach einer Belohnung sehnen. In jedem Fall gilt: Sie handeln nicht aus freiem Willen, sondern weil Sie entsprechend konditioniert wurden.

Auch die Menge, die wir essen, wird durch Konditionierung bestimmt. »Iss deinen Teller leer, in Afrika müssen Kinder hungern.« Wir werden so erzogen, dass wir es für moralisch verwerflich und unhöflich halten, nicht alles aufzuessen – ganz gleich, wie groß die vorgesetzte Portion war. Aber wer entscheidet über die Nahrungsmenge? Wenn Sie selbst servieren, neigen Sie dann nicht auch dazu, mehr als genug auf den Teller zu geben, um nicht geizig zu erscheinen?

Wir haben vollkommen das Maß dafür verloren, welche Menge genug ist. Das sieht man besonders deutlich am Weihnachtsessen. Selbst diejenigen, die an jedem anderen Tag des Jahres eigentlich in Maßen essen, sitzen dann vor üppig gefüllten Tellern mit verschiedensten Fleisch- und Gemüsesorten, ganz zu schweigen von den Soßen, und sehen sich genötigt, alles zu vertilgen. Kein Wunder, dass die meisten von uns an Weihnachten antriebslos und aufgebläht sind. Wir wurden so konditioniert, dass wir einen großen Teller voller Nahrung als Quelle des Glücks betrachten.

DIE ILLUSION VON GENUSS

Wenn Sie einen Teller voll Essen in Angriff nehmen oder das erste Stückchen von einem Schokoriegel abbeißen, empfinden Sie ein Gefühl von Genuss. Diesen Genuss führen Sie auf die Nahrung zurück und verstärken damit den Eindruck, dass es sich um Ihre Lieblingsnahrung handelt. Wäre es jedoch ein echter Genuss, würde er nicht schon bald wieder nachlassen. Der Genuss des Weihnachtsessens schlägt häufig in Unbehagen um – manchmal schon bevor der Teller überhaupt geleert ist –, und der erste Bissen Schokolade schmeckt immer besser als der zweite, dritte oder vierte. In Wirklichkeit verspüren Sie keinen echten Genuss, sondern nur die Illusion von Genuss, die sich einstellt, wenn Sie einem Verlangen nachgeben.

Wenn Sie schon einmal einen ganzen Tag lang in zu engen Schuhen herumgelaufen sind, wissen Sie, was für eine große Erleichterung es ist, wenn man diese endlich abstreifen kann. Das fühlt sich an wie ein großer Genuss – aber würden Sie mit Absicht stundenlang zu enge Schuhe tragen, nur um dieses Gefühl zu erleben? Genau das tut man nämlich, wenn man süchtig nach Junkfood ist.

SIE ERHOFFEN SICH GENUSS VON DER SACHE, DIE SIE UNGLÜCKLICH MACHT.

In Wirklichkeit ruft Hunger nur ein ganz leichtes körperliches Unbehagen hervor. Wenn Sie abgelenkt wären, würden Sie es nicht einmal wahrnehmen. Deshalb wird Ihr Verlangen nach Nahrung stärker, wenn Sie sich langweilen. Das leichte körperliche Empfinden ruft in Ihrem Gehirn die Meldung »Ich brauche Nahrung« hervor. Wer nicht süchtig nach Junkfood ist, kann dies ohne weiteres ertragen, bis es Zeit für die nächste Mahlzeit ist. Je länger man wartet, bevor man den Hunger stillt, desto besser schmeckt das Essen. Das gehört zu den Wundern der Natur, auf die ich später noch näher eingehen werde.

Ist man jedoch süchtig nach Junkfood, löst das Gefühl »Ich brauche Nahrung« Panik aus. Und je länger man warten muss, desto größer wird die Panik. Genauso geht es auch Rauchern. Das körperliche Verlangen, das sie verspüren, wenn das Nikotin der letzten Zigarette aus dem Körper weicht, ist ganz schwach und kaum wahrnehmbar. Ich nenne es das kleine Monster.

Die Schreie dieses Monsters reichen aus, um ein großes Monster zu wecken, das im Gehirn lebt und diese als »Ich brauche eine Zigarette« deutet. Rauchen Sie dann tatsächlich eine Zigarette, sorgen Sie lediglich dafür, dass dieser Kreislauf weitergeht. Ein süchtiges Gehirn vermag das jedoch nicht zu durchschauen, sondern denkt, das Verlangen ließe sich einzig und allein durch eine Zigarette lindern. Deshalb ist es erst dann glücklich, wenn es diese Zigarette bekommt.

So funktioniert die Sucht. Wenn man Raucher fragt, was ihnen an Zigaretten so gefällt, behaupten etliche, es sei der Geschmack. Dabei nehmen sie den Geschmack beim Rauchen gar nicht wahr, sondern empfinden lediglich Erleichterung, weil das Verlangen nach der nächsten Dosis Nikotin nachlässt.

Sie erkennen sicher, dass es sich mit dem Essen ganz genauso verhält: Das, was Sie als köstliche Sinneswahrnehmung empfinden, ist in Wirklichkeit nur die Erleichterung des Verlangens.

Das Weihnachtsessen oder andere Lieblingsnahrung kann Ihnen verlockend erscheinen, weil Sie diese mit fröhlichen Anlässen in Verbindung bringen. Auch das ist lediglich Konditionierung. Wenn Sie genau überlegen, wieso ein Anlass, den Sie mit bestimmten Speisen assoziieren, so schön ist, werden Sie feststellen, dass Sie ihn auch ohne Nahrung genießen würden. Weihnachten, ein Geburtstag, eine Verabredung, ein Urlaub – denken Sie nur an die Flasche Wein am Strand. Ohne Nahrung sind die Anlässe nach wie vor schön, doch ohne den Anlass schmeckt die Nahrung längst nicht so gut.

SUCHT

Ich habe meine Methode Easyway genannt, weil sie ursprünglich dazu gedacht war, Rauchern zu zeigen, wie man ganz einfach mit dem Rauchen aufhört. Die gleiche Methode führt auch bei anderen Süchten zum Erfolg, beispielsweise bei Alkoholkonsum oder Glücksspiel. Vielleicht scheuen Sie davor zurück, schlechte Ernährung als Sucht zu bezeichnen. Wie genau Sie Ihr Problem nennen, spielt eigentlich keine Rolle. Tatsache ist, dass viele der Produkte, die uns die Lebensmittel- und Getränkeindustrie anpreist, genauso süchtig machen wie Nikotin. Nehmen Sie es mir also nicht übel, wenn ich von einer Sucht spreche. Sie werden noch erkennen, dass es sogar sinnvoll ist, das Problem aus dieser Perspektive zu betrachten.

EINE POSITIVE EINSTELLUNG

Menschen, die abnehmen wollen, sind oft bedrückt und niedergeschlagen, weil sie befürchten, auf einen Genuss verzichten zu müssen. Mit der Easyway-Methode brauchen Sie keine schlechten Gefühle zu haben. Ganz im Gegenteil, Sie haben allen Grund zur Freude. Falls Sie das Easyway-Versprechen bedrückt hat, liegt das nur daran, dass Ihnen wieder in den Sinn gekommen ist, wie schlecht Sie sich bei früheren Diätversuchen gefühlt haben. Die Gehirnwäsche hat Sie zu der Überzeugung verleitet, Abnehmen sei schwer, und dass die Diät Ihr Gewichtsproblem nicht lösen konnte, empfanden Sie als persönliches Scheitern. Machen Sie sich eines ganz klar: Wenn Sie in der Vergangenheit mit einer Diät gescheitert sind, lag es nicht an Ihnen selbst. Sie hatten keinen Erfolg, weil Sie etwas Unmögliches versucht haben: Sie wollten den Rest Ihres Lebens mit dem Gefühl leben, ein Opfer zu bringen, und gleichzeitig mit der eigenen Ernährung zufrieden sein. Dieser Widerspruch ist zum Scheitern verurteilt.

Vielleicht kennen Sie andere Menschen, die mit einer Diät anscheinend Erfolg hatten. Im Vergleich zu diesen Leuten fühlen Sie sich unzulänglich und als Versager. Aber lassen Sie sich nicht täuschen. Die meisten Diäten zeigen anfangs kurzzeitig Erfolg. Das ist ganz natürlich, denn in der Regel verlangen sie, dass man seine Nahrungszufuhr einschränkt, und wenn man dabei genauso aktiv bleibt wie zuvor, nimmt man zwangsläufig ab. Das ist jedoch nicht von Dauer.

Schon bald nach Ende der Diät kehren die Pfunde zurück.

Diäten haben lediglich zur Folge, dass die Nahrung besonders kostbar erscheint. Eine langfristige Perspektive bieten sie nicht. Was passiert also, wenn Sie Ihr Zielgewicht erreicht haben? Halten Sie dann weiter Diät? Nein, natürlich nicht. Schließlich sind Sie jetzt mit Ihrem Gewicht zufrieden und wollen sich nicht länger auf die jämmerlichen Portionen beschränken, die man Ihnen zugestanden hat. Also brechen Sie die Diät ab und gönnen sich möglicherweise sogar eine kleine Belohnung. In einem Bruchteil der Zeit, die Sie zum Abnehmen gebraucht haben, ist das alte Gewicht zurück – oft sogar noch mehr.

Diejenigen, denen es mit Diäten langfristig gelingt, ihr Gewicht im Griff zu haben, sind meist dringend darauf angewiesen: Models, Schauspielerinnen, Tänzer, Jockeys, Boxer, Sportler. Da sie unbedingt ein bestimmtes Gewicht halten müssen, haben sie einen besonders guten Grund, der Versuchung des Essens zu widerstehen. Aber lassen Sie sich nicht weismachen, dass diese Menschen im Gegensatz zu Ihnen Erfolg haben! Es fällt ihnen nicht leicht, sondern sie leiden darunter. Sie bringen dieses Opfer für ihren Beruf, und nach dem Karriereende, wenn sie sich nicht mehr einschränken müssen, gehen sie oft auseinander.

Betrachten Sie solche Menschen nicht als Vorbild in Sachen Diät. Erfolg hat, wer sein Idealgewicht ganz mühelos erreicht und dabei mit seiner Ernährung voll und ganz zufrieden ist.

UND GLÜCKLICH!

Solange Sie das Gefühl haben, ein Opfer zu bringen, wird es Ihnen niemals gelingen, Ihr Gewichtsproblem in den Griff zu bekommen. Gleiches gilt auch für Nikotinkonsum und alle anderen Süchte. Wenn Sie sich weiterhin der Illusion von Genuss hingeben, empfinden Sie es immer als Verzicht, wenn Sie ohne Ihre kleine Stütze auskommen sollen. Je länger Sie darauf verzichten, desto kostbarer erscheint sie Ihnen.

Sie lesen dieses Buch aus einem vollkommen eigennützigen Grund: Sie wollen sich besser fühlen und das Essen ohne schlechtes Gewissen und Selbstvorwürfe genießen. Das ist ein wunderbares Ziel.

NIEMAND IST GLÜCKLICH,
WENN ER SICH ETWAS VERSAGT.

Sie sollten sich deshalb nicht auf das konzentrieren, was Sie angeblich aufgeben müssen, sondern vielmehr auf die Vorteile, die Sie sich sichern werden. Niemand verlangt, dass Sie auf etwas verzichten, sondern Sie lernen, wie Sie das Monster loswerden, das Sie unglücklich macht, Ihre Gesundheit gefährdet, Ihr Geld verschwendet und bewirkt, dass Sie sich schwach und elend fühlen. Dafür erwarten Sie Fitness, Energie, Gesundheit und Glück, und wenn Sie nicht mehr von Lebensmitteln besessen sind, werden Sie viel mehr Zeit für die wahren Genüsse des Lebens haben.

Trübsal ist also vollkommen fehl am Platz. Sie sollten sich freuen. Ihre Entscheidung, dieses Buch zur Hand zu nehmen und Ihr Gewicht in den Griff zu bekommen, ist eine der besten Entscheidungen Ihres Lebens. Sie werden nicht nur abnehmen, sondern Ihren Körper besser verstehen und sich bald so leicht und natürlich ernähren wie ein Eichhörnchen, das von Ast zu Ast springt. Also freuen Sie sich! Sie müssen lediglich unvoreingenommen bleiben und sämtliche Anweisungen befolgen.

DRITTE ANWEISUNG:
STARTEN SIE VOLLER VORFREUDE!

ZUSAMMENFASSUNG

- Betrachten Sie die Nahrung, die Sie für Ihre Lieblingsnahrung halten, kritisch. Wenn diese glücklich machen würde, würden Sie dieses Buch nicht lesen.
- Achten Sie genau auf den Geschmack Ihrer Lieblingsnahrung. Schmeckt sie wirklich so toll?
- Ihr Geschmack ist sehr stark durch Konditionierung beeinflusst – es ist höchste Zeit, dass Sie sich befreien und eigene Entscheidungen treffen.
- Der Genuss, den Junkfood angeblich verschafft, ist nur eine Illusion und nicht von Dauer.
- Diäten haben keinen Erfolg, lassen Nahrung jedoch besonders kostbar erscheinen.
- Es gibt keinen Grund für schlechte Stimmung.
- Dritte Anweisung: STARTEN SIE VOLLER VORFREUDE!

4.

Die Falle

IN DIESEM KAPITEL

- DREI MYTHEN
- EIN TAUZIEHEN
- DESHALB MEINEN SIE, ES SEI SCHWER
- AUSREDEN
- DIESE VORTEILE ERWARTEN SIE

Dass Sie zu viel essen, ist kein Zeichen von Schwäche, sondern liegt daran, dass Sie in einer teuflischen Falle stecken. Wenn Sie die Falle durchschauen, ist ein Entkommen nicht nur möglich, sondern ganz einfach.

Es mag sein, dass Sie Ihr Gewichtsproblem bislang nicht als Falle gesehen haben, doch genau das ist es. Hineingelockt wurden Sie, indem man Ihnen etwas Wunderbares versprach. Wie jeder andere Mensch wurden Sie durch eine Gehirnwäsche zu der Überzeugung verleitet, Junkfood sei ein Genuss oder bringe bestimmte Vorteile.

Dieser Genuss ist lediglich eine Illusion, doch das ist Ihnen nicht klar – niemand verrät es Ihnen, nicht einmal die Mediziner, die sich im Kampf gegen die Fettleibigkeit engagieren. Sie wissen nur, dass man Junkfood schwer widerstehen kann, deshalb suchen Sie weiter nach diesem unbekannten Genuss.

Allerdings kommen Sie nicht zu dem logischen Schluss, dass der versprochene Genuss gar nicht existiert, sondern gehen davon aus, dass Sie nicht genug Junkfood essen. Folglich verleiben Sie sich immer mehr ein.

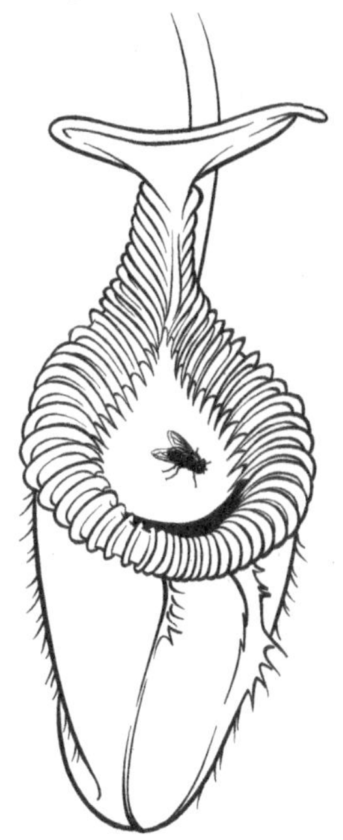

SO FUNKTIONIERT DIE FALLE

Vermutlich kennen Sie die Schlauchpflanze, eine trichterförmige fleischfressende Falle, die Fliegen mit süßem Nektarduft in ihre Verdauungskammer lockt. Die Fliege landet auf dem Rand und beginnt zu trinken. Der Nektar scheint das Köstlichste auf der Welt zu sein, lockt die Fliege jedoch in den sicheren Tod. Je mehr das Insekt trinkt, desto tiefer rutscht es unmerklich in die Kammer, bis es hineinstürzt und von der Pflanze verspeist wird.

Ganz ähnlich funktioniert die Suchtfalle. Der Unterschied zwischen der Sucht nach Junkfood und anderen Süchten besteht darin, dass wir bei der Landung auf dem Rand der Schlauchpflanze noch so jung sind, dass uns gar nicht klar ist, was mit uns geschieht. Ein Bewusstsein für den Nährwert unserer Nahrung entwickeln wir erst dann, wenn wir schon weit die glitschigen Wände hinuntergerutscht sind.

Dennoch sehen wir Millionen von Menschen, die sich ohne erkennbare negative Folgen ganz genauso verhalten wie wir, und noch dazu werden wir mit falschen Informationen bombardiert, die uns weismachen, diese Nahrung verspreche Glück, Coolness, Sexappeal …

Also ignorieren wir die unangenehmen Fakten und essen weiter. Genau wie die Fliege gleiten wir immer tiefer in die Falle. Wir meinen, dass wir aus freiem Willen essen, was wir möchten, dabei gilt: Bevor wir überhaupt wissen, was gut für uns ist und was nicht, **HABEN WIR BEREITS DIE KONTROLLE VERLOREN.**

Die Falle ähnelt einer Schlinge, die sich immer fester

zusammenzieht, je stärker man daran zerrt. Je verzweifelter Sie entkommen wollen, desto hilfloser sind Sie gefangen. Dieser teuflische Psychotrick bewirkt, dass Sie genau das tun, was Ihnen schadet.

SIE ERHOFFEN SICH RETTUNG
DURCH DIE SACHE, DIE FÜR IHR ELEND
VERANTWORTLICH IST.

Auf diese Weise hält eine Sucht den Menschen im Griff. Süchte sind nur zu einem Prozent körperlich und zu neunundneunzig Prozent psychischer Natur. Die Droge verschafft kein Hochgefühl. Ganz im Gegenteil, sie bewirkt, dass man sich schlecht fühlt, wenn sie den Körper verlässt. Süchtige erkennen jedoch nicht, dass die Droge keinen Vorteil bringt, das große Monster in ihrem Gehirn, das durch die langjährige Gehirnwäsche entstanden ist, redet ihnen ein, nur die Droge könne ihnen wieder Schwung verleihen. So geraten sie rasch in einen Teufelskreis: Immer, wenn sie in der Hoffnung auf Linderung die Droge konsumieren, lösen sie die nächste Welle des Verlangens aus.

Die Nahrung, die Sie zu sich nehmen, hat Sie genau so in die Falle gelockt. Solange Sie weiterhin glauben, dass nur diese Nahrung Ihnen Genuss oder einen Vorteil bringt, bleiben Sie in der Falle, und Ihre Abnehmversuche sind zum Scheitern verurteilt.

Allerdings gilt auch das Gegenteil: Sobald Sie erkennen, dass Junkfood absolut keinen Vorteil bietet, wird Ihnen klar, dass Sie sich nur wieder gut fühlen können, wenn Sie solche Nahrung nicht mehr zu sich nehmen.

Statt weiter an der Schlinge zu zerren, können Sie sich entspannen und in aller Ruhe den Knoten lösen. Wenn Sie Junkfood nicht mehr als Genuss oder Vorteil betrachten, haben Sie kein Verlangen mehr danach, und das Aufhören wird ganz leicht. Sie müssen lediglich die Gehirnwäsche rückgängig machen.

JUNK

Später in diesem Buch werde ich genauer erläutern, welche Lebensmittel und Getränke Sie wie eine Droge gefangen halten und verhindern, dass Sie Gewicht verlieren. Der Einfachheit halber bezeichne ich all diese Speisen und Getränke als »Junk« oder »Junkfood«. Dieser Begriff meint alle Lebensmittel oder Getränke, die zu Ihrem Gewichtsproblem beitragen.

DIE LEERE

Drei entscheidende Elemente der Gehirnwäsche bewirken, dass wir überhaupt erst in die Falle geraten:

- Der Mythos, dass Körper und Geist des Menschen schwach sind und Unterstützung von außerhalb brauchen, um das Leben zu genießen und Stress bewältigen zu können.
- Der Mythos, Junk könne diese vermeintlichen Schwächen ausgleichen.
- Der Mythos, der Mensch sei intelligenter als die intelligente Macht, die uns erschaffen hat – wie auch immer Sie sich diese vorstellen mögen.

Ab dem Tag unserer Geburt suchen wir bei unseren Mitmenschen Trost und Geborgenheit. Wenn wir Glück haben, finden wir diese bei liebevollen Eltern, doch wenn wir mit zunehmendem Alter erkennen, dass Mutter und Vater nicht so allmächtig sind, wie es lange schien, verspüren wir wieder Unsicherheit. Gleichzeitig müssen wir uns neuen Herausforderungen stellen – einer neuen Schule, einem neuen Verein oder einem neuen Arbeitsplatz. Das kann uns sehr zu schaffen machen, und wir empfinden ein beunruhigendes Gefühl der Leere, das wir mit Popstars oder anderen Vorbildern aus dem Reich der Phantasie füllen wollen. Unser Selbstbild wird von diesen Vorbildern gesteuert, so dass wir sehr empfänglich für negative Einflüsse sind. Wenn unsere Helden rauchen, rauchen wir höchstwahrscheinlich auch. Und wenn sie sich von Junk ernähren, tun wir das ebenfalls.

Schließlich haben alle unsere Vorbilder die gleiche Suche nach Bestätigung durchlebt und sind genau wie wir einer Gehirnwäsche ausgesetzt.

Die Leere schafft die Überzeugung, dass wir als Spezies schwach und unvollkommen sind, und dadurch wiederum entsteht das Bedürfnis, die Lücke irgendwie zu füllen. Die Illusion, Junk könne unsere Schwäche kompensieren, hat zur Folge, dass wir davon abhängig werden. Das ist ein klassischer Fall von Betrug – als würde man jemandem, der einwandfrei laufen kann, eine wurmstichige Holzkrücke verkaufen.

DIE ÜBERZEUGUNG, DER MENSCH SEI SCHWACH UND UNVOLLKOMMEN, SORGT DAFÜR, DASS WIR SCHWACH UND UNVOLLKOMMEN BLEIBEN.

Für diesen Teufelskreis sind bestimmte Leute verantwortlich, die erhebliches Interesse daran haben, dass wir süchtig nach Junk bleiben.

DIE VERSCHIEDENEN ARTEN DES ESSENS

Wie oft essen Sie einzig und allein deshalb, weil Sie ein körperliches Symptom des Hungers verspüren, zum Beispiel niedrigen Blutzucker? Es kann sehr aufschlussreich sein, wenn man sich beim Essen genau vor Augen führt, wieso man überhaupt gerade isst.

GESELLIGES ESSEN – tägliche Mahlzeiten mit der Familie oder zu besonderen Anlässen, zum Beispiel an Geburtstagen oder zu Hochzeiten oder gemeinsam mit Freunden

EMOTIONALES ESSEN — dazu gehört Essen, mit dem Sie sich trösten wollen (wenn Sie sich schlecht fühlen, müde sind oder frieren – das kann kurzfristig guttun, ruft jedoch oft Gewissensbisse hervor oder artet in eine hemmungslose Futterei aus), Snacks bei Stress oder Langeweile oder zur Beruhigung, wenn man sich aufgeregt hat oder viel um die Ohren hat

IMPULSIVES ESSEN – man kommt an einer Bäckerei vorbei und riecht den Duft von frischem Brot oder entdeckt das Kuchensortiment im Schaufenster. Oder man sieht eine Fernsehwerbung. Der Appetit wird rund um die Uhr ganz gezielt stimuliert.

Es gibt viele äußere Anlässe, die dafür sorgen, dass Sie Hunger verspüren – Experten meinen, dass wir tagtäglich etwa zweihundertzwanzig »Ess-Entscheidungen« fällen. Emotionales Essen ist bei Frauen weiter verbreitet als bei Männern, dafür genehmigen Männer sich in der Regel größere Portionen.

EIN INNERES TAUZIEHEN

Übergewicht ist deshalb so besonders frustrierend, weil es scheint, als könnten wir einfach nicht aufhören, selbst wenn uns klargeworden ist, dass unser Essverhalten uns unglücklich macht. Das ist geradezu schizophren: Der rationale Teil des Gehirns sagt Ihnen, dass Ihre Ernährung schwere gesundheitliche Schäden mit sich bringen kann, unnötig viel Geld kostet und dazu führt, dass Sie sich selbst verachten. Also wäre es nur logisch, damit aufzuhören. Im Unterbewusstsein hält sich jedoch hartnäckig das Verlangen nach Essen. Ihr Unterbewusstsein folgt nur deshalb nicht der Logik Ihrer Vernunft, weil es darauf konditioniert wurde, an eine andere »Wahrheit« zu glauben, nämlich dass die Nahrung, die Sie zu sich nehmen, einen Genuss oder einen Vorteil bringt.

Leider hat das Unterbewusstsein viel größeren Einfluss auf Ihr Verhalten als Ihr rationaler Verstand. Es steuert das Glücksempfinden, und letztendlich werden all unsere Handlungen durch das Streben nach Glück motiviert. Glück empfinden wir, wenn wir Hunger und Durst stillen oder Geborgenheit und Zuneigung erfahren.

Diese Grundinstinkte sichern das Überleben unserer Spezies, und das Streben nach Glück bewirkt, dass wir diesen Instinkten folgen. Folglich schlagen wir den Weg ein, der uns Glück zu versprechen scheint.

Im Laufe Ihres Lebens hat man Ihnen immer wieder eingeredet, bestimmte Speisen und Getränke seien ein Genuss oder brächten einen Vorteil mit sich. Wo Sie auch hinschauen, sehen Sie Bilder von strahlenden, glücklichen Menschen, die sich Junk einverleiben. Ihr rationaler Verstand jedoch kann keinen Genuss mehr erkennen. So sehr Sie sich auch bemühen, mit Hilfe der rationalen Seite aus der Falle zu entkommen – die emotionale Seite zerrt Sie immer wieder zurück.

Im Grunde wollen Sie wieder die Kontrolle übernehmen und sicherstellen, dass Ihr rationaler Verstand die Oberhand gewinnt. Mit Willenskraft gelingt Ihnen das nicht, denn dann verspürt die emotionale Seite einen noch viel stärkeren Verzicht. Das Tauziehen können Sie nur gewinnen, wenn Sie die Gehirnwäsche rückgängig machen, die das Verlangen nach Junk ausgelöst hat.

Das ist viel leichter, als man glauben könnte. Zunächst jedoch müssen Sie anerkennen und sich eingestehen, dass Sie einer Gehirnwäsche ausgesetzt waren, und den festen Entschluss fassen, diese rückgängig zu machen. Das klingt einfach, fällt Menschen, die regelmäßig zu viel essen, jedoch sehr schwer. Deshalb können so viele von ihnen niemals endgültig aus der Falle entkommen.

Wie in Kapitel eins dargelegt, ist ein Entkommen nur dann schwer, wenn man überzeugt ist, es müsse schwer sein. Der Unterschied zwischen Easyway und allen anderen Methoden, mit denen man angeblich eine Sucht überwinden kann, besteht darin, dass die anderen Methoden schon zu Beginn ankündigen, es werde nicht leicht. Auch das ist wieder Teil der Gehirnwäsche, die den Süchtigen unwissentlich in der Falle hält, denn

JE SCHWIERIGER SIE SICH DAS ENTKOMMEN VORSTELLEN, DESTO MEHR FÜRCHTEN SIE SICH VOR DEM VERSUCH.

Deshalb sollten wir genauer darauf eingehen, wieso Sie meinen, die Flucht müsse schwer sein.

SCHEITERN

Vermutlich kennen Sie eine ganze Reihe von Leuten, die mit Diäten, Training oder beidem abnehmen wollten, doch letztendlich immer wieder zugenommen haben. Selbst wenn sie anfangs einen Monat, ein Jahr oder sogar mehrere Jahre lang Erfolg haben, werden sie irgendwann wieder übergewichtig. Damit ist die Diät gescheitert. Alle Diäten scheitern irgendwann, weil sie nicht glücklich machen. Ihr Idealgewicht können Sie nur dann ein Leben lang halten, wenn Sie Ihre Mahlzeiten richtig genießen und nicht das Gefühl haben, auf etwas zu verzichten.

Gut möglich, dass Sie das kritisch sehen. Schließlich gibt es viele Übergewichtige, die ihre Mahlzeiten offenbar sehr genießen. Sie versuchen sich nicht an Diäten, weil es ihnen nichts ausmacht, dick zu sein.

Wirklich? Glauben Sie das allen Ernstes? Wenn Sie persönlich mit Ihrem Übergewicht unglücklich sind, wieso sollte es anderen egal sein? Die unangenehmen Folgen kennen Sie nur zu gut: körperliches Unbehagen, Antriebslosigkeit, das Gefühl der Hilflosigkeit. Glauben Sie wirklich, dass es Menschen gibt, die sich gerne so fühlen? Ist es nicht viel wahrscheinlicher, dass diese Leute ihr Unglück hinter einer Maske verbergen – die gemütliche Dicke – und nur zu gerne Idealgewicht hätten, wenn es nur möglich wäre?

Sie haben verschiedene Diäten ausprobiert und sind damit gescheitert. Jede gescheiterte Diät ist ein herber Rückschlag. Man nimmt das Scheitern persönlich und fühlt sich jämmerlich und schwach, wertloser als alle anderen, die offenbar ohne derartige Probleme durch das Leben schweben. Gleichzeitig verstärken solche Rückschläge die Überzeugung, dass Übergewicht ein unüberwindliches Gefängnis ist, aus dem man niemals entkommen kann. Und die vielen anderen, die ebenfalls mit ihren Diäten scheitern, verstärken diese Überzeugung noch mehr.

Wenn Sie sich diese Beispiele – oder Ihre eigene Situation – anschauen, sehen Sie Menschen, die in vielerlei Hinsicht stark sind. Übermäßige Esser sind nicht ausnahmslos schwach und dumm. Ganz im Gegenteil, einige der intelligentesten, willensstärksten Menschen der Welt leiden an Übergewicht. Das liegt nicht daran, dass sie es so wollen, und auch nicht daran, das Abnehmen schwieriger ist als beispielsweise die Leitung eines großen Unternehmens oder das Regieren eines Staates. Es liegt einfach nur daran, dass der Abnehmversuch falsch angegangen wurde.

Stellen Sie sich vor, Sie versuchen, eine Konservendose mit einem Korkenzieher zu öffnen. Würden Sie sich mangelnde Willenskraft vorwerfen, wenn es nicht klappt?

SO BIN ICH NUN EINMAL

Ein weiterer Faktor, der Menschen an einem Abnehmversuch hindert, ist die Überzeugung, mit dem Übergewicht würden sie einen wichtigen Teil ihrer Identität verlieren. Trotz des Elends, der Sklaverei, der gesundheitlichen Probleme, der Qualen, der fehlenden Selbstachtung und all der anderen schädlichen Folgen des Junkfoods betrachten manche Menschen ihr Problem als entscheidenden Aspekt ihrer Persönlichkeit. Sie sehen sich verpflichtet, diejenige zu sein, die stets die letzten Kuchenkrümel vertilgt oder den letzten Tropfen Wein aus der Flasche leert. Das zeigt lediglich, wie sehr die Falle das Urteilsvermögen beeinträchtigen kann.

Diese armen Menschen unterliegen der Illusion, übermäßiges Essen mache sie liebenswerter. In Film und Fernsehen und auch im richtigen Leben empfinden wir makellose, nahezu perfekte Persönlichkeiten als einschüchternd, während wir uns für Menschen mit Fehlern leichter erwärmen können. Die tragische Gestalt, die lebenslang mit Dämonen zu kämpfen hat – sei es

Essen, Alkohol, Drogen oder etwas anderes – weckt deutlich mehr Mitgefühl und Zuneigung als jemand, der offenbar stets alles unter Kontrolle hat und sich niemals einen Fehltritt erlaubt. Mit diesen Stereotypen werden wir so hartnäckig bombardiert, dass es kein Wunder ist, dass wir uns selbst mit offensichtlichen Fehlern oft attraktiver finden. Wir befürchten, ohne das Essproblem würden wir unnahbar und unverwundbar wirken und möglicherweise unseren persönlichen »Charme« verlieren.

Machen Sie sich eines ganz klar: Es ist keineswegs charmant oder liebenswert, wenn man ein Vielfraß ist. Fettleibigkeit ist ebenso wenig charmant wie Diabetes, Bluthochdruck, Herz-Kreislauf-Erkrankungen, Schlaganfälle oder Krebs. Wenn Sie sich also von der Überzeugung behindern lassen, Sie könnten Ihren Platz in der Gesellschaft verlieren, wenn Sie kein Junkfood mehr essen, sollten Sie sich von diesem Gedanken schnellstens verabschieden. Sie werden feststellen, dass Sie ohne Junkfood weitaus fitter, selbstbewusster und entspannter sind. All das wird Sie für Ihre Mitmenschen viel attraktiver und interessanter machen, doch vor allen Dingen werden Sie deutlich mehr Selbstachtung verspüren.

AUSREDEN

Alle, die zu viel essen, wünschen sich, sie könnten damit aufhören. Da ihnen das nicht gelingt, fühlen sie sich dumm und schwach. Dieses unangenehme Gefühl wollen sie mit Ausreden vertuschen, die begründen sollen, warum sie weiterhin so viel essen.

- »So bin ich nun mal.«
- »Ich esse halt gerne.«
- »Das tröstet mich.«
- »Ich mache das aus Geselligkeit.«
- »Ich habe keine Zeit für eine gesunde Ernährung.«

Diese Ausreden sind Augenwischerei und implizieren, dass man alles, was man isst, aus freiem Willen zu sich nimmt. Dabei weiß jeder, der an einer Essstörung leidet:

SIE KÖNNEN JUNKFOOD NICHT KONTROLLIEREN, DAS JUNDKFOOD KONTROLLIERT SIE.

Es fällt nicht leicht, das zuzugeben. Wenn man in der Falle sitzt, ist es viel leichter, den Kopf in den Sand zu stecken und zu verleugnen, dass man ein Problem hat.

Wer sich das Problem eingesteht, muss sich die Alternativen vor Augen führen, nämlich:

- in der Falle bleiben und weiterhin leiden

ODER

- entkommen.

Entkommen macht mehr Angst als Bleiben, da die Gehirnwäsche zu der Überzeugung geführt hat, dass die Flucht qualvoll sein wird und man den Rest des Lebens Verzicht üben muss. Diese Aussicht lässt die vertraute Falle als geringeres Übel erscheinen.

Die Ausreden, die verhindern sollen, dass Sie sich Ihrem Problem stellen müssen, können Sie jedoch nicht vor den Folgen schützen. Wir alle wissen, dass der Vogel Strauß ganz besonders schutzlos ist, wenn er den Kopf in den Sand steckt.

Zum Glück ist es weder qualvoll noch schwierig, aus der Falle zu entkommen. Sobald Sie das erkennen und sich die wunderbaren Vorteile vor Augen führen, die Sie in der Freiheit erwarten, fällt Ihnen die Entscheidung ganz leicht.

DER LEICHTE WEG

Zu Beginn dieses Buches habe ich die schädlichen Folgen des Übergewichts aufgeführt. Diese Folgen sollten zwar nicht außer Acht gelassen werden, doch Sie sollen Ihre Ernährung nicht aus Angst umstellen. Wenn Abschreckungsmaßnahmen zum Erfolg führen würden, würde ich, ohne zu zögern, darauf zurückgreifen, doch dem ist nicht so. Es ist weitaus sinnvoller, sich auf die Vorteile zu konzentrieren, die Sie erwarten, wenn Sie Ihre Ernährung umstellen.

Gesundheit und Fitness

Wenn Sie sich vom Junk befreit haben, werden Sie feststellen, dass Sie seltener krank sind und schneller wieder gesund werden, wenn es Sie doch einmal erwischt hat. Sie werden mit Ihrem Anblick im Spiegel zufriedener sein, was Ihr allgemeines Wohlbefinden erhöht. Sie werden mehr Energie verspüren und weniger unter Stress und Angst leiden. Sie werden geradezu vor Gesundheit und Glück strotzen.

Kontrolle

Wer sein Essverhalten unter Kontrolle hat, hat auch andere Lebensbereiche besser im Griff. Sie werden spüren, dass in Ihrem Leben wenig Chaos herrscht und Sie Pläne schmieden können, die Sie glücklich machen und erfüllen.

Aufrichtigkeit

Wer keine Ausreden und Ausflüchte mehr erfinden muss, muss auch nichts mehr vertuschen. Unaufrichtigkeit führt zu Stress, Schamgefühlen und Wut.

Wenn Sie sich ohne Scham im Spiegel betrachten können, werden Sie das Gefühl haben, ein ungeheures Gewicht sei von Ihren Schultern genommen worden.

Selbstachtung

Die Erkenntnis, dass Sie kein Sklave des Junks mehr sind, wird bewirken, dass Sie viel zufriedener mit sich selbst sind. Immer, wenn Sie daran denken, wie Ihnen die Flucht aus der Falle geglückt ist, werden Sie Begeisterung und Stolz empfinden. Zufriedenheit mit dem eigenen Aussehen ist unbezahlbar.

Zeit

Wenn Essen die Hauptbeschäftigung ist, hat man kaum Zeit für die vielen anderen Dinge im Leben. Vielleicht meinen Sie, dass Sie nur deshalb Junk essen, weil Sie keine Zeit für richtige Mahlzeiten haben – doch wenn Sie sich aus der Falle befreit haben, werden Sie erkennen, dass das nur eine Illusion war.

Geld

Je mehr Junk Sie essen, desto mehr Geld geben Sie aus. Die Überzeugung, eine gesunde Ernährung sei kostspieliger, ist ein weiterer Mythos, mit dem wir später in diesem Buch aufräumen werden. Wenn Sie nicht mehr ständig hungrig sind, sparen Sie ein Vermögen an Snacks und weiterem Junkfood, das keinerlei Nährwert liefert.

ZUSAMMENFASSUNG

- Die Falle bewirkt, dass Sie genau das Gegenteil von dem tun, was gut für Sie wäre.
- Wenn Sie akzeptieren, dass die Flucht einfach sein kann, wird sie tatsächlich einfach sein.
- Niemand ist mit seinem Übergewicht glücklich.
- Wenn man Sie sexy und unterhaltsam findet, dann trotz Ihres Gewichtsproblems und nicht deswegen.
- Sie haben alles zu gewinnen und nichts zu verlieren.

5.

Die unglaubliche Maschine

IN DIESEM KAPITEL

- NATÜRLICHE INSTINKTE
- DER FEHLER DER MASCHINE
- WAHRHEIT VON ILLUSION UNTERSCHEIDEN
- DIE ANLEITUNG VON MUTTER NATUR

Der menschliche Körper hat alles, was er braucht, um ohne äußere Einflüsse zu überleben und zu gedeihen. Sie benötigen lediglich die Anweisungen, die ihn in Schwung halten.

Haben Sie sich schon einmal ein neues Auto gekauft? Wenn nicht, kennen Sie höchstwahrscheinlich jemanden, der das getan hat. Das Fahrzeug ist dann meist der kostbarste Besitz. Der Gedanke, ihm könne etwas zustoßen, ist für die stolzen Eigentümer unerträglich. Der kleinste Kratzer ist ein großes Drama. Der Wagen wird gewaschen, poliert, mit den tollsten Accessoires ausgestattet. Und wieso auch nicht? Ein Auto ist eine wirklich bemerkenswerte Maschine. Sie jedoch besitzen eine Maschine, die noch viel unglaublicher ist als ein Auto:

IHREN KÖRPER.

Der Körper kann Millionen von Funktionen gleichzeitig ausführen, ohne dass Sie es überhaupt bemerken. Zudem können Sie ihm Kratzer und sogar größere Schäden zufügen, die er von selbst wieder behebt. Dazu ist keine Hilfe von außen nötig. Die Fähigkeit Ihres Körpers, sich nach schlechter Behandlung zu erholen, ist so bemerkenswert, dass er damit jede in der Fabrik hergestellte Maschine in den Schatten stellt.

Die Vorstellung, Geist und Körper des Menschen seien schwach, ist nur ein Mythos – genau wie die Überzeugung, dass wir eine vermeintliche Schwäche durch äußere Unterstützung ausgleichen müssten. Der menschliche Körper kann ganz von selbst alle Heilmittel und alle instinktiven Reaktionen hervorbringen, die er zum Überleben braucht. Er produziert Antikörper gegen Krankheiten, errichtet einen Schutzwall gegen künftige Infektionen und verfügt über ein Frühwarnsystem – Schmerzen –, das Ihnen eindeutige Signale sendet, wenn etwas nicht in Ordnung ist. Schmerz ist eine ganz wichtige Funktion des körpereigenen Überlebensmechanismus. Genau wie die Ölwarnleuchte im Auto verrät er uns, dass ein Problem vorliegt, und wenn wir einigermaßen vernünftig sind, sorgen wir dafür, dass dieses Problem behoben wird.

Auch unsere Sinne sind Teil des Frühwarnsystems. Seh-, Geruchs-, Hör-, Tast- und Geschmackssinn tragen dazu bei, dass wir am Leben bleiben. Beobachten Sie nur einmal, wie ein Tier sich unbekannter Nahrung nähert. Das muss nicht unbedingt ein wild lebendes Tier sein, auch bei Hauskatzen ist dieses Verhalten sehr anschaulich zu sehen. Beobachten Sie eine Katze im Freien. Wenn sie etwas Essbares entdeckt, stürzt sie sich nicht direkt darauf: Sie sieht sich erst um, wittert und lauscht nach Hinweisen auf Gefahr. Nur wenn sie sich sicher ist, dass keinerlei Bedrohung lauert, nähert sie sich der Nahrung, bleibt dabei jedoch ständig auf der Hut und sieht sich weiterhin aufmerksam und mit gespitzten Ohren um. Wenn sie die Nahrung erreicht hat, verspeist sie diese nicht sofort. Erst begutachtet sie das Futter aus sicherer Entfernung, dann kommt sie näher und schnüffelt daran. Vielleicht berührt sie die Nahrung mit der Tatze, und nur wenn alle Sinne überzeugt sind, probiert sie davon, zunächst ganz zögerlich. Sie setzt ihre Sinne ein, um Gefahren zu erkennen, die von der Umwelt und der Nahrung ausgehen. Wenn das vermeintliche Futter giftig ist, wird die Katze es rechtzeitig erkennen, riechen, spüren oder schmecken, bevor sie es hinunterschluckt.

Ob Sie es glauben oder nicht, auch Ihre Sinne können Sie auf diese Weise schützen. Sie erkennen auf den ersten Blick, ob ein Apfel verfault ist oder nicht. Wenn er nur leicht verdorben ist, mag er zwar noch genießbar aussehen, aber er riecht nicht mehr gut und fühlt sich weich an.

Würden Sie einen Bissen nehmen, wäre der Geschmack so widerlich, dass Sie ihn wieder ausspucken würden. Eine solche Erfahrung kann bewirken, dass Sie eine Weile keinen Appetit mehr auf Äpfel haben – und weder Vorbilder noch Freunde versuchen, Sie dazu zu verleiten, weiterhin verdorbene Äpfel zu essen.

Die Gehirnwäsche hat dazu geführt, dass wir verschiedenste Arten von Gift zu uns nehmen: Kaffee, Alkohol, Nikotin, Schimmelkäse … Beim ersten Kontakt mit diesen Giften reagieren Sie instinktiv mit Widerwillen. Ihre Sinne wollen Sie beschützen. Gift kann verlockend aussehen, doch der Geruch ist der erste Warnhinweis. Der

Geschmack ist der zweite. Der erste Schluck Alkohol lässt viele Menschen würgen. Wenn Sie genug davon hinunterbekommen, wird Ihnen höchstwahrscheinlich schlecht. Mit diesem Abwehrmechanismus versucht der Körper, das Gift so gut wie möglich wieder auszuscheiden.

Der menschliche Körper verfügt über unglaubliche natürliche Schutzfunktionen vor Dingen, die nicht gut für uns sind. Wenn Sie dagegen Ihr Auto mit dem falschen Treibstoff betanken, merken Sie das sofort, denn der Motor gibt dann den Geist auf. Wieso nur fällt es uns trotz dieser Schutzmechanismen so schwer, uns in Form zu halten?

DER FEHLER DER UNGLAUBLICHEN MASCHINE

Durch seine ungeheure Belastbarkeit ist Ihr Körper viel beeindruckender als jede Maschine, die jemals von Menschen ersonnen wurde. Gleichzeitig ist diese Belastbarkeit jedoch auch der große Haken. Es ist allzu leicht, die Bedürfnisse des Körpers zu missachten: Wenn man ihm übel mitspielt, hat er sich meist am nächsten Tag schon wieder erholt. Wild lebende Tiere sind genauso robust, doch sie behandeln ihre Körper längst nicht so schlecht wie wir Menschen. Das liegt an dem grundlegenden Unterschied zwischen Menschen und dem übrigen Tierreich:

INTELLEKT.

Wie bei Tieren will auch unser Instinkt uns das Überleben sichern, doch wir verfügen zudem über intellektuelle Fähigkeiten, mit denen wir uns über unseren Instinkt hinwegsetzen können. Irgendwann im Laufe der Evolution hat der Intellekt die Oberhand gewonnen.

Unserem Intellekt verdanken wir die Fähigkeit, zu lernen und das Erlernte an andere weiterzugeben. So wurden wir zu einer hochentwickelten Spezies, die nicht nur phantastische Gebäude und Maschinen hervorgebracht hat, sondern auch Kunst, Musik, Romantik, Spiritualität und vieles andere mehr genießt. Der Intellekt ist etwas ganz Wunderbares, kann aber zu Kopfe steigen. Wir fühlen uns Tieren überlegen und sind es auch in vielerlei Hinsicht, doch wenn es um die richtige Ernährung und ausreichende Fitness geht, haben wir noch viel zu lernen.

Der Fehler der unglaublichen Maschine besteht darin, dass wir unserem Intellekt mehr trauen als unserem Instinkt. Der Instinkt ist für uns animalisch, während der Intellekt als gebildet gilt. Aber wenn Sie sich noch einmal vor Augen führen, welche vermeintlichen Fortschritte die Menschheit gemacht hat, werden Sie erkennen, dass wir nicht etwa die Vorteile ausnutzen, die Mutter Natur uns geschenkt hat, sondern einen erheblichen Teil unseres Intellekts darauf verwenden, uns selbst zu zerstören. Weil wir zugelassen haben, dass sich unser Intellekt über unseren Instinkt hinwegsetzt, sind wir eine Spezies von zwanghaften Junk-Essern geworden.

DIE WARNLEUCHTE DER NATUR

Wenn in Ihrem Auto die Ölwarnlampe aufleuchtet, haben Sie drei Möglichkeiten:

- Sie können sie ignorieren.
- Sie können die Birne herausdrehen.
- Sie können Öl nachfüllen.

Nur eine Lösung wird verhindern, dass der Motor zum Stillstand kommt.
Schmerz ist die Warnleuchte der Natur, und dummerweise behandeln wir sie genauso. Entweder ignorieren wir Schmerzen, bis sie unerträglich werden und das Problem

sehr schlimme, vielleicht sogar lebensbedrohliche Ausmaße angenommen hat, oder wir nehmen Schmerzmittel ein. Das ist, als würde man die Birne herausdrehen, denn so wird lediglich das Symptom, aber nicht die Ursache bekämpft. Dennoch gilt die Pharmaindustrie als große Errungenschaft des menschlichen Intellekts – dabei setzt sie lediglich unsere natürliche Fähigkeit außer Kraft, uns vor Verletzungen und Krankheiten zu schützen.

Wenn Sie regelmäßig Medikamente gegen Magenverstimmungen nehmen, drehen Sie damit die Lampe aus der Warnleuchte. Sollten Sie nicht lieber die Ursache Ihrer Magenverstimmungen abstellen?

NICHT DIE GANZE WAHRHEIT

Da wir uns nicht mehr nach dem Instinkt richten, wie Tiere es tun, halten wir diesen für reine Glückssache – eine bloße Vermutung. Instinkt ist jedoch kein Glück, sondern das Ergebnis von vielen Millionen Jahren Erfahrung. Mit dem Instinkt können alle Kreaturen auf der Erde ihre Lieblingsnahrung finden, ohne etwas zu sich zu nehmen, das ihnen schadet, und sich deutlich unkomplizierter fortpflanzen als wir Menschen. Wild lebende Tiere brauchen keine Bücher und Ratschläge, um Nachwuchs zur Welt zu bringen. Sie lassen sich vom Instinkt leiten.

Wir neigen dazu, uns eher auf den Intellekt zu verlassen als auf den Instinkt, und das ist der Fehler, der uns in die Junk-Falle tappen lässt. Wenn wir anhand von Fehlinformationen intellektuelle Entscheidungen treffen – und uns zum Beispiel mit einem Stück Kuchen trösten wollen –, leidet unser Wohlbefinden. Wild lebende Tiere kennen kein Übergewicht und haben nach dem Fressen auch kein schlechtes Gewissen. Das erleben nur Menschen. Der Intellekt ist nicht uneingeschränkt positiv, sondern bringt auch etliche Nachteile mit sich. Wir können frei entscheiden – weshalb also entscheiden wir uns dann so oft für die Alternative, die uns schadet? Ganz einfach:

WIR WISSEN OFT GAR NICHT,
DASS ES EINE ALTERNATIVE GIBT.

Hat Ihnen schon einmal jemand verraten, dass ein Kuchen ohne Zusatzstoffe fast gar keinen Eigengeschmack hat? Gleiches gilt für Pommes, Schokolade, Kekse, Käse, Fleisch, Nudeln, Kartoffeln und fast alle anderen Nahrungsmittel, die wir gemeinhin als Lieblingsessen betrachten. Oder kommt Ihnen das jetzt gerade zum allerersten Mal in den Sinn? Wenn Sie zeit Ihres Lebens mit Bildern von Menschen bombardiert werden, denen diese Dinge offenbar riesigen Genuss bereiten, besteht die natürliche intellektuelle Reaktion darin, diesen Informationen Glauben zu schenken.

Leider haben sehr viele Menschen großes Interesse daran, Ihnen die Wahrheit zu verheimlichen. Pharmaunternehmen, die Tabak- und Alkoholindustrie, die Lebensmittelbranche, Glücksspielanbieter … Sie alle verstehen es nur zu gut, unseren Intellekt so zu manipulieren, dass wir falsche Entscheidungen treffen.

Niemand entscheidet sich bewusst für Übergewicht. Wenn wir Junkfood essen, denken wir nicht: »Super! Bald schon werde ich richtig fettleibig sein!« Wir essen diese Nahrung, weil wir davon ausgehen, dass sie uns einen Genuss oder Vorteil verschafft. Auch wenn unser Instinkt uns verzweifelt dazu bewegen will, endlich damit aufzuhören, und alles Erdenkliche unternimmt, um das Gift loszuwerden, setzen wir uns über diese Schmerzgrenze hinweg, weil wir meinen, es müsse sich lohnen.

Es ist höchste Zeit, dass Sie die Möglichkeit in Betracht ziehen, dass alles, was Sie zum Thema Ernährung zu wissen glauben, nicht der Wahrheit entspricht. Verabschieden Sie sich von allen vorgefassten Meinungen und urteilen Sie nach den Fakten. Stellen Sie sich vor, Sie könnten sich von einer grundlegenden Wahrheit überzeugen:

JUNKFOOD BIETET KEINERLEI VORTEILE.

Wäre es dann nicht ganz leicht, ohne Junkfood auszukommen?

EIN SÜSSES NICHTS

Obst und Gemüse sind die Nahrung, die von Natur aus am besten für uns geeignet ist, und unsere Vorliebe für natürlichen Zucker soll bewirken, dass wir reichlich davon essen wollen. Durch raffinierten Zucker in Junkfood und alkoholischen Getränken wird die Süße von Früchten künstlich nachgebildet. Dieser Zucker enthält nichts von den guten Inhaltsstoffen einer Frucht, gaukelt unseren Geschmacksknospen jedoch vor, er sei genau das Gleiche. Deshalb betrachten wir so viele Zuckerbomben als Lieblingsnahrung, denn wenn wir diese zu uns nehmen, erleben wir einen Energieschub, während unser Verlangen nach Zucker vorübergehend gestillt wird. Das ist nur die Illusion von Genuss. Mit Hilfe des Intellekts haben wir eine Substanz erzeugt, die unserem Instinkt weismacht, dass wir uns etwas Gutes tun, während wir uns in Wirklichkeit großen Schaden zufügen.

WAHRHEIT ODER ILLUSION?

Ihr Verlangen nach Junk beruht auf der Überzeugung, dass Junk Genuss oder einen Vorteil bedeutet. Gleichzeitig fällt es Ihnen aus Angst vor einem Leben ohne diese Nahrungsmittel schwer, diese »aufzugeben«. Sie sind sich sicher, dass bestimmte Lebensmittel Ihre Lieblingsnahrung sind. Jetzt verrate ich Ihnen jedoch, dass Junkfood keinen Vorteil bietet. Woher sollen Sie wissen, was richtig ist, und wie kann man Sie voll und ganz überzeugen?

Zunächst einmal sollten Sie sich in Erinnerung rufen, warum Sie dieses Buch lesen. Sie möchten kein Junkfood mehr zu sich nehmen und sich aus der Falle befreien, die Sie daran hindert, Ihr Wunschgewicht zu erreichen. Wird Ihnen das gelingen, wenn Sie glauben, dass ich mich irre und Junkfood tatsächlich wahren Genuss bedeutet? Oder wird sich Ihre Lage dann nicht im Geringsten ändern?

Wenn Sie also an mich glauben und kein Junkfood mehr essen, was wird dann passieren?

Sie sollen mir keineswegs blindlings glauben. Sie müssen von Ihrer Entscheidung überzeugt sein. Zum Glück lassen sich alle Zweifel ganz leicht ausräumen, so dass Sie bald absolute Gewissheit darüber haben, was die Wahrheit ist und was nur eine Illusion.

Erinnern Sie sich noch an die Spiralen-Abbildung in Kapitel zwei? Sobald Sie wissen, dass es sich um eine Reihe von konzentrischen Kreisen handelt, durchschauen Sie das jedes Mal wieder. Vielleicht sieht die Form auf den ersten Blick erneut wie eine Spirale aus, doch Sie müssen nur aufmerksam hinschauen, dann werden Sie dank Ihres Wissens unweigerlich erkennen, was das Bild wirklich zeigt.

Hier sehen Sie eine weitere Illusion, die meinen Standpunkt verdeutlicht. Abgebildet sind mehrere unregelmäßige schwarze Formen. Betrachten Sie die schwarzen Formen ganz genau. Können Sie eine Botschaft erkennen?

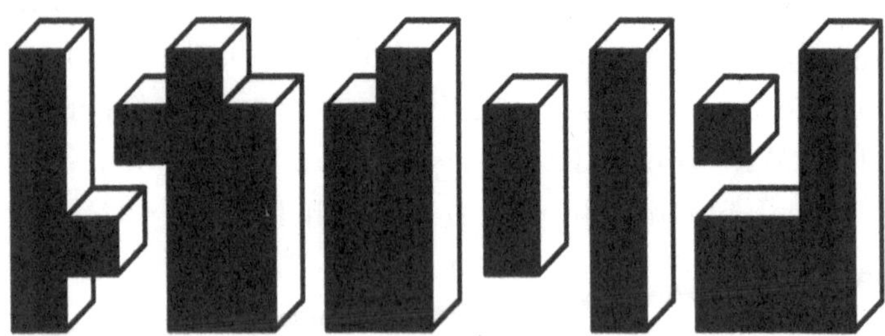

Auf den ersten Blick nehmen Sie vielleicht nur willkürlich angeordnete Klötze wahr. In diesem Fall sollten Sie noch einmal genau hinschauen. Betrachten Sie die Formen diesmal mit halb geschlossenen Augen (durch die Wimpern spähen), dann erscheint ein Wort. Unter Umständen erkennen Sie es besser, wenn Sie den Kopf ein wenig in den Nacken oder auf die Seite legen und das Buch etwas von sich strecken.

Jetzt sollten Sie das Wort »STOP« entziffern können.

Das Wort ist nicht unvermittelt aufgetaucht, sondern war die ganze Zeit schon zu sehen. Wenn Sie es nicht erkannt haben, liegt das daran, dass Sie meinten, unregelmäßige schwarze Formen vor sich zu haben. Das hatte ich schließlich angekündigt. Also haben Sie sich auf die schwarzen Elemente konzentriert und nicht auf die weißen Zwischenräume.

Jetzt, da Sie das Wort »STOP« entziffert haben, ist es unübersehbar, wenn Sie sich die Abbildung beim nächsten Mal anschauen. Aber wenn Sie nicht wissen, dass es dort ist, kann es gut sein, dass Sie es niemals entdecken. *Sobald Sie die Wahrheit durchschaut haben, kann man Sie nie mehr hinters Licht führen.*

Diese Illusion veranlasst Sie mit voller Absicht dazu, die schwarzen Formen und nicht die Buchstaben zu betrachten – und genauso sorgt die Lebensmittelindustrie mit Absicht dafür, dass Sie glauben, Junk bedeute Genuss oder einen Vorteil.

Nur Easyway vermittelt eine andere Sichtweise: nämlich, dass Junkfood Ihnen in keiner Weise guttut. Wenn Sie diese Sichtweise kritisch unter die Lupe nehmen, erkennen Sie sehr rasch, dass sie der Wahrheit entspricht, und können niemals wieder dazu verleitet werden, das Gegenteil zu glauben.

Sie sind in die Falle geraten, weil Sie der Illusion Glauben geschenkt haben, Junk sei Genuss und/oder bringe einen Vorteil mit sich. Und dennoch hat Junkfood Sie keineswegs glücklich und selbstbewusst gemacht, sondern ganz im Gegenteil unglücklich und ängstlich. Zudem ist es für Ihr Übergewicht verantwortlich und bewirkt, dass Sie es nicht wieder loswerden. Die Wahrheit ist unübersehbar, und jetzt, da Sie sie durchschaut haben, lässt sich Ihre Wahrnehmung durch nichts mehr ändern.

FÜR ZWEI ESSEN

Laut der *European Association for the Study of Diabetes* ist es für Frauen keinesfalls ratsam, während der Schwangerschaft »für zwei« zu essen. Idealerweise sollten Frauen bei »optimaler Gesundheit sein und ein gesundes Gewicht aufweisen, das sie während und nach der Schwangerschaft halten«. Frauen, die bereits vor der Schwangerschaft fettleibig sind (mit einem BMI von mindestens 30) und viel Gewicht zulegen, werden mit dreiundvierzigmal höherer Wahrscheinlichkeit an Typ-2-Diabetes erkranken.

Auch Diäten sind für werdende Mütter nicht gut – sie können Frühgeburten auslösen und dazu führen, dass das Baby mit Untergewicht auf die Welt kommt –, doch übermäßiger Verzehr der falschen Nahrung ist ebenfalls schädlich.

Eine Schwangerschaft ist der ideale Zeitpunkt, um sich nährstoffreich und ausgewogen zu ernähren.

DIE ANLEITUNG VON MUTTER NATUR

Die Geburt eines Kindes gilt als Wunder, da die Fortpflanzung unseren Intellekt übersteigt. Dieses Kapitel soll Ihnen zeigen, dass auch die größten Leistungen des Menschen neben den Leistungen von Mutter Natur verblassen.

Wir haben bereits ermittelt, dass Ihr Körper deutlich komplexer und leistungsfähiger ist als jede vom Menschen ersonnene Maschine, doch künstlich hergestellte Maschinen sind leicht zu warten, da sie mit einer Bedienungsanleitung des Herstellers geliefert werden – und dieser weiß am besten, wie die Maschine funktioniert.

Unabhängig davon, wie Sie sich die Entstehungsgeschichte des Menschen vorstellen, können wir uns sicher auf eines einigen: Wir wurden nicht von Menschen gemacht. Somit ist der Mensch nicht die höchste Instanz, wenn es um die Funktionsweise Ihres Körpers geht. Es gibt eine höhere Macht, die uns erschaffen hat – sei es Gott, die Evolution oder etwas anderes.

Lassen Sie uns diese Macht der Einfachheit halber als Mutter Natur bezeichnen. Sie hat Unglaubliches vollbracht, als sie den Menschen entwarf. Wenn sie doch nur eine Bedienungsanleitung mitgeliefert hätte, die uns verrät, wie wir am besten auf uns achtgeben! Dann müssten wir uns nicht auf die Ratschläge von Ärzten, Ernährungswissenschaftlern und anderen sogenannten Experten verlassen, die uns mit immer neuen Theorien vorschreiben, was wir essen sollten und was nicht!

ZUM GLÜCK HAT SIE DAS
TATSÄCHLICH GETAN!

Alle Lebewesen werden mit einer ganz eigenen Bedienungsanleitung geboren. So konnten unsere Vorfahren überleben, lange bevor es Supermärkte, Fertignahrung, Mikrowellen und Ernährungswissenschaftler gab. Sie mussten genauso wenig über Kalorien und Vitamine Bescheid wissen, wie Sie die Abläufe in einem Verbrennungsmotor kennen müssen, um mit Ihrem Auto zu fahren. Sie haben sich einfach an die Bedienungsanleitung der Natur gehalten.

So überleben wild lebende Tiere, ohne an Übergewicht zu leiden. In Sachen Ernährung sind diese deutlich wählerischer als wir Menschen und kennen weder Verstopfung noch Durchfall, kein Sodbrennen, keine Magenverstimmungen oder Magengeschwüre, keinen Reizdarm, Bluthochdruck oder hohen Cholesterinspiegel und auch keine Magen-, Darm-, Nieren- oder Lebererkrankungen.

Auch sterben sie nicht an Schlaganfällen, Diabetes, Krebs oder Herzkrankheiten. Diese Leiden sind die unmittelbare Folge unserer Essgewohnheiten, die sich herausgebildet haben, weil wir uns nicht auf die Anleitung von Mutter Natur, sondern auf unseren Intellekt verlassen.

Bevor wir uns genauer mit den Anweisungen befassen, die Mutter Natur uns vorgegeben hat, müssen wir auf unser wichtigstes Ziel eingehen: Ihr Idealgewicht.

ZUSAMMENFASSUNG

- Körper und Geist des Menschen sind unglaublich belastbar und brauchen keine Hilfe von außen.
- Junkfood kann menschliche Unzulänglichkeiten nicht kompensieren – ganz gleich, ob diese eingebildet sind oder echt.
- Dass wir dem Intellekt mehr trauen als unserem Instinkt, hat uns unermessliches Leid gebracht.
- Sobald Sie beide Standpunkte kennen, können Sie entscheiden, welchem Sie Glauben schenken. Wenn Sie nur eine Seite sehen, sind Sie Opfer der Gehirnwäsche.
- Mutter Natur weiß am besten, wie Ihr Körper arbeitet.

6.

Ermitteln Sie Ihr Idealgewicht

IN DIESEM KAPITEL

- IHR ZIELGEWICHT
- IHREN AUGEN KÖNNEN SIE NICHTS VORMACHEN
- DIE VIERTE ANWEISUNG
- EIN DRITTEL IHRES PROBLEMS IST BEREITS GELÖST

Woran erkennen Sie, dass Sie Ihr Idealgewicht erreicht haben? Und wie werden Sie sich dabei fühlen?

Wer sein Gewicht in den Griff bekommen möchte, sieht sich mit drei Fragen konfrontiert, die das eigentliche Ziel oft in den Hintergrund drängen. Diese Fragen lauten:

- Wie ermittelt man sein Idealgewicht?
- Wie verliert man Gewicht?
- Wie kontrolliert man seine Nahrungsaufnahme?

Vermutlich haben Sie eine bestimmte Zahl im Sinn, die für Sie Ihr Idealgewicht darstellt. Heutzutage sind wir derartig von Diäten und Trainingsprogrammen besessen, dass wir zumeist ganz genau wissen, welches Gewicht bei unserer Körpergröße angeblich das richtige ist. Diese Information finden wir in verschiedensten Quellen und haben sie dann stets im Hinterkopf. Wir leben also in dem ständigen Bewusstsein: »Eigentlich solltest du dieses Gewicht auf die Waage bringen.«

Nun, diese Zahl können Sie nun getrost vergessen. Sie hilft Ihnen nicht weiter, sondern behindert Sie vielmehr aus drei Gründen:

- Sie ist nicht richtig.
- Sie schadet Ihrer Selbstachtung.
- Sie widerspricht der Anleitung von Mutter Natur.

Gewichtstabellen sind das Ergebnis falscher wissenschaftlicher Ansätze. Ihr Gewicht wird durch verschiedene Faktoren bestimmt, die bei jedem Menschen anders sind, unter anderem zum Beispiel die Größe der

Knochen. Lassen Sie sich von den wissenschaftlichen Fachausdrücken, von denen solche Gewichtstabellen strotzen, nicht in die Irre führen; nichts ist unwissenschaftlicher als die Behauptung, eine einfache Gleichung aus Körpergröße und Gewicht könne auf alle Menschen zutreffen.

Da sie vollkommen unwissenschaftlich sind, liefern Gewichtstabellen eine willkommene Ausrede für alle, die mit einem Abnehmversuch scheitern. Wer sein Ziel nicht erreicht, kann behaupten: »Ach, diese Tabellen sind ja sowieso nicht richtig.« Welchen Sinn sollte es haben, sich ein Ziel zu setzen, von dem Sie selbst nicht voll und ganz überzeugt sind? So ist das Scheitern vorprogrammiert.

SCHÄTZEN SIE DAS GEWICHT

Eine bestimmte Übung fördert in den Gruppensitzungen in meinem Seminar für Menschen mit Gewichtsproblemen stets interessante Ergebnisse zutage: Ich lasse die Teilnehmer das Gewicht bekannter Sportler schätzen. In der Regel wähle ich den schnellsten Mann der Welt, aber auch Angelique Kerber, die bekannte Tennisspielerin, ist gut geeignet. Was glauben Sie, wie viel wiegt sie?

Interessant ist diese Übung deshalb, weil die Ergebnisse sich in der Regel um viele, viele Kilos unterscheiden. Die Teilnehmer diskutieren üblicherweise eine Weile, manche wirken ratlos, und irgendwann sagen sie: »Na los, verraten Sie schon die Antwort!« Dann muss ich sie stets enttäuschen. Ich habe absolut keine Ahnung, wie viel Angelique Kerber wiegt. Wozu sollte ich auch? Schließlich sind wir uns alle einig, dass sie in hervorragender körperlicher Verfassung ist. Das müssen wir uns nicht von einer Waage bestätigen lassen. Wenn Sie in genauso guter Verfassung wären, würden Sie sich darum scheren, wie hoch Ihr Gewicht ist?

Dass wir um viele Kilos danebenliegen können, wenn wir das Gewicht anderer Leute schätzen sollen, zeigt uns, dass wir gar keine Ahnung haben, wie die Anzeige der Waage mit dem zusammenhängt, was wir im Spiegel sehen. Denken Sie nur einmal an sich selbst. Wollen Sie deshalb abnehmen, weil die Waage eine bestimmte Zahl anzeigt, oder ist es Ihr Anblick im Spiegel, die kneifende Kleidung, Ihr Mangel an Leistungsfähigkeit und die Tatsache, dass Sie bei der leisesten Anstrengung außer Atem geraten?

Wenn Sie ein bestimmtes Zielgewicht anstreben, stellen sich Erfolgsgefühle erst dann ein, wenn Sie dieses

Gewicht tatsächlich erreicht haben. Das kann Wochen dauern oder auch Jahre.

In der Zwischenzeit quälen Sie sich, während Sie auf den Augenblick der Erfüllung warten, und werden immer unzufriedener mit sich selbst, je mehr Tage verstreichen.

Ein Idealgewicht soll Sie zu Ihrem Ziel locken wie eine Möhre einen Esel, doch in Wirklichkeit ist es eine Rute, mit der Sie sich zum Erfolg peitschen. Und was passiert, wenn Sie Ihr Ziel schließlich irgendwann erreicht haben, eines Tages auf die Waage schauen und feststellen, dass Sie ein Pfund zugenommen haben? Selbst wenn Sie dann viele Kilos leichter sind als in diesem Augenblick, kann Ihnen dieses eine Pfund gründlich die Stimmung verderben.

Verzichten Sie deshalb lieber auf Rechenübungen oder Ratespielchen. Sie nützen Ihnen ebenso wenig wie dem übrigen Tierreich. Eichhörnchen halten ihr Idealgewicht, ohne zu ahnen, was Gewicht überhaupt bedeutet! Sie wissen ja, Easyway zeichnet sich dadurch aus, dass die Methode ganz einfach ist, deshalb wollen wir sie nicht durch unnötige Berechnungen komplizierter machen.

VIERTE ANWEISUNG:
STREBEN SIE KEIN IDEALGEWICHT AN!

SICH GUT FÜHLEN

Nicht die Waage verrät Ihnen, wann Sie Ihr Idealgewicht erreicht haben, sondern Ihre Augen und Ihre Lunge. Wenn Sie sich nur mit Unterwäsche bekleidet in voller Größe im Spiegel betrachten können und mit dem Anblick zufrieden sind, wenn Sie jeden Morgen voller Energie aufwachen und den neuen Tag voller Zuversicht und Freude angehen – dann wissen Sie, dass Sie Ihr Idealgewicht erreicht haben.

Voller Energie aufwachen, sein Spiegelbild bewundern, sich selbstbewusst auf den neuen Tag freuen: Das assoziieren wir mit Jugend, während wir mit zunehmendem Alter eine andere Einstellung entwickeln. Wir gehen davon aus, dass ältere Menschen weniger Energie und Kraft haben und dafür stärker unter Druck, Stress und Zeitmangel leiden. Deshalb sind wir viel zu leicht bereit, auf den Überschwang der Jugend zu verzichten.

Die Empfindungen, die wir als Alterungserscheinung betrachten, werden nämlich in erster Linie von unserer schlechten Ernährung hervorgerufen. Wenn Sie sich bei der Nahrungsaufnahme nach der Anleitung von Mutter Natur richten und sich nicht mehr vom Junkfood versklaven lassen, verspüren Sie wieder Kraft und Energie und kommen mit den Belastungen des Alltags viel leichter zurecht. Das Glück, das für Sie Teil der Vergangenheit war, kehrt zurück, und Sie haben wieder das Gefühl, dass Sie das Leben richtig genießen.

Das ist ein ganz wunderbares Gefühl, das jeder von uns erleben sollte. Vielleicht sind Sie nicht nur mit Ihrem Gewicht, sondern auch mit anderen Aspekten Ihres Körpers nicht ganz zufrieden: Vielleicht hätten Sie gern eine kleinere Nase oder größere Augen. Daran kann Easyway nichts ändern, aber ich verspreche Ihnen, dass Sie diese Kleinigkeiten längst nicht mehr so kritisch sehen werden, wenn Sie sich Ihrem Idealgewicht nähern. Wir alle gehen mit uns selbst stets besonders streng ins Gericht. Je zufriedener Sie sind, desto eher sehen Sie sich so, wie andere Sie wahrnehmen: strahlend schön, selbstbewusst und glücklich. Das macht jeden Menschen attraktiv. Ihre innere Zufriedenheit wird dadurch noch mehr angekurbelt, so dass sich das gute Gefühl selbst immer weiter verstärkt.

Diese Wirkung ist das genaue Gegenteil des Teufelskreises, in dem Sie stecken, wenn Sie mit Ihrem Gewicht nicht zufrieden sind. Sie strahlen dann Unzufriedenheit aus, die Sie äußerlich unattraktiver macht, so dass Sie noch unzufriedener werden. Ist es nicht toll, diesen schlimmen Kreislauf zu durchbrechen?

WERFEN SIE DIE WAAGE NICHT AUF DEN MÜLL

Ich hoffe, Sie lesen dieses Buch sehr aufmerksam und haben bemerkt, dass ich sagte, der Kreislauf der Zufriedenheit werde beginnen, »wenn Sie sich Ihrem Idealgewicht nähern«. Ich habe nicht gesagt »wenn Sie Ihr Idealgewicht erreichen«. Das ist ein entscheidender Unterschied. Wer Diät hält, kann sich erst dann über Erfolg freuen, wenn er das angestrebte Gewicht erreicht hat. Die meisten Menschen, die Diät halten, erreichen dieses Zielgewicht niemals, oder wenn es ihnen doch gelingt, legen sie sehr schnell wieder zu, sobald sie die Diät beendet haben.

Easyway ist keine Diät und erfordert nicht, dass Sie auf ein bestimmtes Gewicht hinarbeiten. Ich habe gesagt, dass Sie Ihr Idealgewicht dann erreicht haben, wenn Sie Ihren Anblick im Spiegel bewundern und energiegeladen und zufrieden sind – allerdings müssen Sie nicht auf diesen Augenblick warten, um von Erfolg zu sprechen und das Leben zu genießen. Die Zufriedenheit stellt sich ein, sobald Sie wissen, dass Sie kein Sklave des Junks mehr sind. Sobald Sie aus der Falle entkommen sind und die Anweisungen von Mutter Natur befolgen, werden Sie spüren, wie sich der

Kreislauf des Elends in einen Kreislauf der Zufriedenheit wandelt.

SIE MÜSSEN AUF NICHTS WARTEN.

ZUFRIEDENHEIT SÄEN

Wenn eine Gärtnerin Blumenzwiebeln für das nächste Frühjahr in den Boden gesetzt hat, geht sie abends zufrieden ins Bett, weil sie weiß, dass sie alles Erforderliche getan hat, damit ihr im nächsten Jahr die gewünschte Ernte sicher ist. Sie wartet nicht missmutig, bis alle Blumen getrieben haben und aufgeblüht sind.

Der Kreislauf der Zufriedenheit wird bereits durch die Gewissheit ausgelöst, dass Sie einen Prozess in Gang gesetzt haben, der wunderbare Ergebnisse bringen wird. Schlecht fühlt man sich, wenn man weiß, dass man sich selbst schadet, diese Situation aber nicht ändern kann.

Die persönliche Einstellung kann sich über Nacht verändern, doch körperliche Veränderungen gehen stets sehr allmählich vonstatten. Wir nehmen nicht wahr, dass sich der Stundenzeiger auf der Uhr bewegt, und genauso bemerken wir nicht, dass unser Haar wächst oder grauer wird, dass unsere Haut altert oder sich unser Gewicht von einem Tag auf den anderen ändert – wenn dem so wäre, würden wir nicht tatenlos in die Fettleibigkeit abrutschen. Wir wären dann so schockiert, dass wir schnell etwas dagegen unternehmen würden.

Ihr Körper ist so gestaltet, dass er sich allmählich verändert, und das ist ein ganz wichtiger Aspekt der Easyway-Methode. Sie ist deshalb so wirkungsvoll, weil sie auf einem soliden Fundament beruht. Sie können damit Fitness, Gesundheit und äußere Erscheinung entscheidend verbessern, doch anders als so viele andere behauptet diese Methode nicht, das könne über Nacht geschehen. Jede rapide Veränderung bedeutet für den Körper einen Schock und damit die Gefahr, dass er zusammenfällt wie ein Kartenhaus. Die Easyway-Methode mit ihrem behutsamen Ansatz garantiert ganz mühelos und angenehm dauerhaften Erfolg.

Ab dem Augenblick, in dem Sie Ihre innere Einstellung ändern und die Anweisungen der Natur befolgen, werden die Pfunde purzeln, doch Sie werden nicht zwangsläufig eine radikale körperliche Veränderung innerhalb weniger Tage feststellen. Hier erweist Ihre Waage gute Dienste. Es schadet nicht, sich selbst ein wenig aufzumuntern, wenn Sie der Junk-Falle entkommen sind, und Ihre Waage hält die kleinen Veränderungen, die Ihr Gehirn nicht erkennen kann, von einer Woche zur nächsten fest.

Auch ein Gürtel kann Ihr bester Freund werden, wenn Sie allmählich an Gewicht verlieren. Die Freude darüber, dass Sie Ihr Essverhalten wieder in den Griff bekommen haben, wird noch größer, wenn Sie feststellen, dass Ihre Kleidung nicht mehr passt – nicht etwa, weil sie zu eng geworden wäre, sondern weil sie zu weit ist! Ihr Gürtel dient dann als Maßband. Erst können Sie ihn ein Loch enger schnallen, dann noch eins und noch eins, bis Sie schließlich neue Löcher hineinstechen müssen! Jedes neue Loch wird Sie mit unglaublichem Stolz erfüllen.

Ansporn dieser Art ist ein wesentlicher Teil von Easyway und zeigt, dass die Methode funktioniert und Sie damit Erfolg haben.

Die Easyway-Methode ist für Männer und Frauen gleichermaßen geeignet, doch das Thema Ernährung betrifft beide Geschlechter unterschiedlich stark. So haben beispielsweise weitaus mehr Frauen eine Diät hinter sich und leiden ein Leben lang unter dem Jo-Jo-Effekt.

Die Doppelmoral der Gesellschaft setzt Frauen stärker zu als Männern, und dazu zählt auch der Druck, der im Zusammenhang mit Ernährung auf sie ausgeübt wird. Frauen, die Easyway-Zentren aufsuchen, berichten uns häufig:

- Das Stigma des Übergewichts kann dazu führen, dass man vom Thema Gewicht geradezu besessen wird.
- Wer sich zu dick fühlt, empfindet bei jeder Nahrungsaufnahme ein schlechtes Gewissen.
- So entsteht ein Teufelskreis: Man wird unsicher, beherrscht von dem Gefühl, dass man »nicht gut aussieht«. Frauen trösten sich in solchen Situationen oft mit Essen.
- Frauen reagieren sehr empfindlich auf Bemerkungen über ihre äußere Erscheinung oder nehmen Kritik wahr, wo eventuell gar keine geübt wurde.
- Frauen sehen sich selbst und ihre Figur oft kritischer als Männer (obgleich in dieser Hinsicht gerade ein Umbruch stattfindet, da auch der männliche Körper immer mehr als Objekt betrachtet wird) und haben deshalb ein schwächeres Selbstvertrauen.
- Nahrungsmittel stellen eine ständige Versuchung dar: Frauen bringen in der Regel mehr Zeit mit Lebensmitteln zu (da sie häufig für die Mahlzeiten der Familie zuständig sind) und haben, wenn sie nicht außer Haus arbeiten, ständig Zugang dazu.

- Diäten sind für Frauen immer negativ. Deshalb gibt es bei der Easyway-Methode keine Zielvorgaben: Sie sollen Ihre Denkweise ändern, dann ergibt sich das richtige Verhalten wie von selbst.
- Frauen sehen Nahrung häufig als Trost, wenn etwas schiefgeht: Wenn der Freund Schluss macht, heißt es beispielsweise: »Her mit Kuchen und Eiscreme oder einer Schachtel Pralinen.« Die Stimmung hebt das allerdings nicht.
- Frauen verheimlichen häufig vor anderen Familienmitgliedern, wie viel sie wirklich essen – manche futtern klammheimlich und verstohlen in der eigenen Küche.
- Übermäßiges Essen bewirkt, dass man sich unattraktiv fühlt, was wiederum Depressionen und Angststörungen hervorrufen kann.

EIN DRITTEL IHRES PROBLEMS IST BEREITS GELÖST

Sicher können Sie es kaum erwarten, endlich loszulegen und diesen Kreislauf der Zufriedenheit selbst zu erleben. Keine Sorge, ich halte Sie nicht zurück. Sie haben den Prozess bereits in Gang gesetzt und sollten sich auf das freuen, was Sie bald erreichen werden.

Lassen Sie uns die bisherigen Anweisungen noch einmal zusammenfassen:

- BEFOLGEN SIE SÄMTLICHE ANWEISUNGEN IN DER RICHTIGEN REIHENFOLGE!
- BLEIBEN SIE UNVOREINGENOMMEN!
- STARTEN SIE VOLLER VORFREUDE!
- STREBEN SIE KEIN IDEALGEWICHT AN!

Sie haben allen Grund zur Freude und Begeisterung, denn ein Drittel Ihres Problems haben Sie bereits gelöst. Sie haben verstanden und akzeptiert, dass es kontraproduktiv ist, ein bestimmtes Gewicht anzustreben.

Damit quälen Sie sich jetzt nicht mehr und können Ihr Leben genießen, denn Sie haben die Gewissheit, dass Sie nun auf dem richtigen Weg zu Ihrem Wunschgewicht sind – zu dem Gewicht, bei dem Sie mit Ihrem Anblick im Spiegel voll und ganz zufrieden sind. Ihre Blumenzwiebeln sind gesetzt, Sie müssen nicht darauf warten, dass sie aufblühen.

Lassen Sie uns nun noch die fehlenden zwei Drittel des Problems angehen.

ZUSAMMENFASSUNG

- Es hat keinen Sinn, ein bestimmtes Gewicht anzustreben. Damit quälen Sie sich nur selbst, oder es dient Ihnen als Ausrede, falls Sie scheitern.
- Warum sollten Sie sich ein Ziel setzen, an das Sie nicht glauben? Ihre Augen und Ihre Lunge werden Ihnen verraten, wann Sie Ihr Wunschgewicht erreicht haben.
- Vierte Anweisung: STREBEN SIE KEIN IDEALGEWICHT AN!
- Die Easyway-Methode wirkt ganz allmählich, ist mühelos und angenehm. Zudem hat sie dauerhaft Erfolg.
- Ihre Waage, Ihre Kleidung und Ihr Gürtel zeigen Ihnen Ihre Fortschritte.
- Ein Drittel Ihres Problems haben Sie bereits gelöst. Schon jetzt können Sie sich darüber freuen, was Sie bereits erreicht haben.

7.

Auftanken und verbrennen

IN DIESEM KAPITEL

- DESHALB NEHMEN SIE ZU
- SPORT, UM ABZUNEHMEN
- DESHALB ESSEN WIR
- DIE ZUFUHR KONTROLLIEREN

Warum behandeln wir unseren Körper anders als unser Auto? Beide brauchen aus den gleichen Gründen Treibstoff.

So, nun wollen wir einige ganz grundlegende Fragen klären. Was glauben Sie, warum Sie zunehmen? Sicherlich haben Sie sich diese Frage schon viele Male gestellt, zumeist ganz verzweifelt, aber es geht hier nicht darum, wieso Sie Ihr Gewicht bislang nicht in den Griff bekommen haben. Es geht um die schlichte physikalische Gleichung, die zu einer Gewichtszunahme führt.

Man muss kein Physiker oder Biologe sein, um zu wissen, dass ein Körper an Gewicht zunimmt, wenn man mehr hinzufügt, als man wegnimmt. Mit anderen Worten: Sie nehmen zu, wenn Sie mehr essen, als Sie ausscheiden.

So einfach ist das.

Es gibt viele Erklärungen dafür, warum manche Menschen ungewollt zunehmen: Drüsenprobleme, ein träger Stoffwechsel, Mangel an Bewegung. Lassen Sie sich davon nicht in die Irre führen! Diese Faktoren können sich zwar durchaus in gewisser Weise auf Ihr Gewicht auswirken, sind jedoch nicht die grundlegende Ursache für eine Gewichtszunahme. Die schlichte Wahrheit lautet, dass nichts wächst, wenn es nicht gefüttert wird.

Es mag wohl sein, dass Sie an einer physiologischen Störung leiden, welche die Drüsen, den Stoffwechsel oder etwas anderes betrifft, so dass Sie nicht so viel essen können wie andere Leute. Das bedeutet jedoch nicht, dass Sie sich Nahrung versagen müssen, wenn andere essen. Um noch einmal auf die Analogie mit dem Auto zurückzugreifen: Ist es etwa schlimm, wenn das Auto von Freunden mehr Benzin pro Kilometer verbraucht als Ihres? Natürlich nicht. Beide Autos benötigen eine gewisse

Menge Kraftstoff, um von A nach B zu gelangen. Wenn Sie wie in Kapitel fünf beschrieben die Anleitung von Mutter Natur befolgen und alle ihr widersprechenden Ratschläge außer Acht lassen, können Sie so viel essen, wie Sie möchten, ohne auf Ihre Drüsen oder Ihren Stoffwechsel Rücksicht nehmen zu müssen.

Mangel an Bewegung ist ein oft genannter Grund für Übergewicht. »Wenn sie nicht den ganzen Tag herumsitzen würde …« Übergewichtige gelten allgemein als faul, während energiegeladene Menschen wie Sportlerinnen, Tänzerinnen und andere Personen, die sich ihren Lebensunterhalt mit anstrengender Bewegung verdienen, selbstverständlich den Eindruck vermitteln, keinerlei Gewichtsprobleme zu haben.

Aber lassen Sie sich davon nicht hinters Licht führen. Körperliche Bewegung erhöht den Bedarf an Nahrung, und wenn diese Menschen so viel äßen, wie sie wollten, wären sie deutlich beleibter, als sie sind. Der Karriere zuliebe versagen sie sich die Nahrung, nach der sie sich sehnen.

KÖRPERLICHE BEWEGUNG BEDEUTET NICHT ZWANGSLÄUFIG GEWICHTSVERLUST.

Außerdem ist Mangel an Bewegung auch nicht der Grund, aus dem man zunimmt. Wenn es so wäre, müssten Schlangen eher die Figur von Flusspferden haben. Schlangen liegen fast die ganze Zeit reglos herum, bleiben jedoch lang und dünn und können sich bei Bedarf äußerst schnell und behände fortbewegen. Raubkatzen verbringen die meiste Zeit mit Schlafen, leiden jedoch nicht an Übergewicht und verlieren auch nicht die Fähigkeit, zu rennen und Beute zu jagen. Selbst wenn sie stundenlang keine Pfote rühren, behalten sie genau die Figur und Gestalt, die für sie vorgesehen ist, indem sie für ein ausgewogenes Verhältnis von Aufnahme und Verbrauch sorgen.

DIE HOFFNUNGSLOSIGKEIT DES LANGSTRECKENLÄUFERS

Wenn man mich in der Hoffnung auf Hilfe bei einem Gewichtsproblem aufsucht, treffe ich häufig auf Männer und Frauen, die mit dem Laufen angefangen und sich ein bestimmtes Ziel gesetzt haben, zum Beispiel einen Marathon oder Halbmarathon, an dem sie irgendwann teilnehmen wollen. Sie sind ganz begeistert von der Anstrengung, die dafür nötig ist, weil sie meinen, damit würden sie ein paar Kilos verlieren und zugleich das Gefühl bekommen, etwas geleistet zu haben.

Also beginnen sie ganz diszipliniert, jeden Tag zu laufen – das kann viele Monate so weitergehen, bis die angestrebte Veranstaltung endlich stattfindet. Sie nehmen an dem Lauf teil, sind ganz stolz auf das Erreichte, doch wenn sie sich zu Hause auf die Waage stellen, haben sie kein einziges Pfund abgenommen! Trotz der vielen Kilometer auf den Beinen, den zahllosen Stunden, die sie zur Vorbereitung auf das Rennen auf der Straße verbracht haben, ist das Gewicht unverändert geblieben.

Das klingt ganz unglaublich, und trotzdem sind die Betroffenen nicht übermäßig erstaunt. Sie geben zu, dass sie tief in ihrem Inneren schon wussten, dass sie nicht abgenommen hatten. Sie konnten es spüren. Für jedes Gramm, das sie auf der Straße verbrannten, haben sie mehr gegessen und getrunken als je zuvor, um den größeren Hunger zu stillen.

Was veranlasst einen Löwen dazu, dass er aufsteht und jagt? Hunger. Und wann hört er auf zu fressen? Wenn sein Hunger gestillt ist. Nach dem gleichen Prinzip betanken Sie Ihr Auto. Sie fahren damit nicht herum, damit es leichter wird. Vermutlich wissen Sie noch nicht einmal, wie viel Ihr Auto wiegt. Wozu auch? Es wiegt genau so viel, wie es sollte. Wahrscheinlich ist Ihnen klar, dass das Auto schwerer wird, wenn Sie es mit Benzin befüllen, und dass sich das Gewicht reduziert, wenn Sie umherfahren und Kraftstoff verbrennen – aber spielt das für Sie eine Rolle? Das ist nicht der Grund, aus dem Sie tanken, oder?

Sie fahren nicht mit dem Auto, damit es leichter wird. Das wäre lächerlich. Genau das tun wir jedoch unseren Körpern an, wenn wir ein spezielles Trainingsprogramm absolvieren, um Gewicht zu verlieren.

Bitte verstehen Sie das nicht als Aufforderung zum Nichtstun. Dazu will ich Sie keineswegs anhalten. Körperliche Bewegung ist eine wunderbare Freizeitbeschäftigung, die ich wärmstens empfehlen kann, weil man sich dabei sehr gut fühlt. Doch wenn Sie damit Ihr Gewicht in den Griff bekommen wollen, verderben Sie sich selbst das Vergnügen.

WESHALB ESSEN WIR?

Die wissenschaftliche Antwort auf diese Frage lautet, dass wir verhungern würden, wenn wir nicht äßen. Aber wenn Sie sich zu einer Mahlzeit an den Tisch setzen, denken Sie dann etwa: »Ich muss diese Nahrung zu mir nehmen, damit ich nicht sterbe?« Natürlich nicht. Überlegen wir also, welche Empfindungen uns zum Essen veranlassen.

Wenn Ihnen jemand auf die Schulter tippte, wenn Sie sich gerade zum Abendessen hingesetzt haben, und fragte, wieso Sie die Nahrung auf Ihrem Teller zu sich nehmen wollen, würden Sie vermutlich die Schultern zucken und antworten, dass Sie das nun mal für gewöhnlich zu dieser Tageszeit tun. Würde man Sie fragen, wieso Sie sich einen Nachmittagssnack kaufen, antworteten Sie vielleicht, dass sei eine Angewohnheit oder eine Routine, oder vielleicht würden Sie erwidern, der Essensduft habe Sie dazu verlockt oder Sie wollten sich mit dem Snack etwas gönnen.

Besonders häufig werden nämlich die folgenden Gründe für eine Nahrungsaufnahme genannt:

- Teil der üblichen Routine,
- der Versuchung nachgegeben
- aus Langeweile
- aus Unruhe
- aus Geselligkeit

Es ist nichts dagegen einzuwenden, wenn man beim Essen eine bestimmte Routine befolgt. Das ist praktisch und passt in der Regel zu den Tageszeiten, zu denen man richtig hungrig ist. Ist die Routine jedoch zu starr, kann sie Probleme hervorrufen.

Stellen Sie sich nur einmal vor, Sie würden Ihr Auto nach der gleichen Routine betanken, nach der Sie essen, und immer zur gleichen Tageszeit die gleiche Menge in den Tank füllen. Vielleicht legen Sie jeden Tag in etwa die gleiche Strecke zurück und wissen so, dass Ihr Auto mit dieser Kraftstoffmenge die gewünschte Distanz fahren kann. Aber was geschieht, wenn Sie das Auto einmal nicht benutzen? Tanken Sie dann trotzdem die übliche Menge?

Natürlich nicht! Unseren Körper betanken wir jedoch nach genau diesem Prinzip, wir halten uns strikt an ein Schema, auf das wir konditioniert wurden, und achten nicht auf die Schwankungen unserer täglichen Aktivitäten. Warum ist das so?

Bei dem Auto wissen wir genau, dass der Hersteller vorgesehen hat, dass wir Kraftstoff in den Tank füllen, damit der Wagen fährt. Zudem wurde eine Kraftstoffanzeige eingebaut, mit deren Hilfe wir den Füllstand des Tanks ablesen und nachtanken können, bevor das Benzin ausgeht. Der führende Experte in Sachen menschlicher Körper ist Mutter Natur, und sie hat vorgesehen, dass wir uns aus dem gleichen Grund mit Kraftstoff versorgen wie ein Auto: damit wir weiterhin funktionieren.

Zudem hat sie uns ebenfalls eine Kraftstoffanzeige

mitgegeben – Hunger – und den Auftankvorgang sehr angenehm gestaltet, damit sichergestellt ist, dass wir uns mit dem richtigen Kraftstoff versorgen.

NACH WELCHEN KRITERIEN KAUFEN SIE IHRE NAHRUNG?

Die »Paneuropäische Umfrage zur Verbrauchermeinung zu Nahrungsmitteln, Ernährung und Gesundheit« hat festgestellt, dass Lebensmittel in allen europäischen Mitgliedsstaaten hauptsächlich nach den folgenden fünf Faktoren ausgewählt werden:

»Qualität/Frische« – 74 Prozent
»Preis« – 43 Prozent
»Geschmack« – 38 Prozent
»Bemühen, sich gesund zu ernähren« – 32 Prozent
»Was meine Familie gerne isst« – 29 Prozent

Frauen, ältere Umfrageteilnehmer und »gebildetere« Testpersonen hielten die Gesundheitsaspekte für besonders wichtig. Männer wählten häufiger »Geschmack« und »Gewohnheit« als wichtigste Faktoren für Lebensmittelentscheidungen. »Preis« schien Arbeitslosen und Rentnern besonders wichtig zu sein.

IMPULSESSEN

Die Versuchung, zwischen zwei Mahlzeiten einen Snack zu verspeisen, hat nichts mit dem Bedarf an Kraftstoff zu tun und ist ausschließlich auf die Gehirnwäsche zurückzuführen. Das ist so, als würden Sie an jeder Tankstelle, an der Sie vorbeikommen, anhalten und Kraftstoff nachfüllen, ganz gleich, wie viel noch im Tank ist – einfach deshalb, weil Sie so gerne tanken. Die Versuchung resultiert aus der Illusion, dass diese Snacks köstlich schmecken. Dabei verschlingen wir sie so schnell, dass wir den Geschmack gar nicht richtig wahrnehmen. Sie stillen lediglich ein psychisches Verlangen, das durch die Gehirnwäsche entstanden ist.

Dass wir aus Langeweile und Unruhe essen, ist ebenfalls Folge der Gehirnwäsche und ein sicherer Hinweis darauf, dass wir nicht mehr richtig wissen, was Nahrung überhaupt leisten kann. Die Illusion eines Vorteils sorgt dafür, dass wir nach Keksen oder einem Schokoriegel greifen, wenn wir eine Wartezeit überbrücken müssen oder an einer Arbeit sitzen, die sich sehr lange hinzieht. Doch wenn wir den Snack verspeist haben und uns wieder der Aufgabe widmen, ist das Problem nicht verschwunden. Der Snack hat keineswegs geholfen.

Wieso um alles in der Welt sollte er auch? Das ist vollkommen unlogisch, doch die Konditionierung hat uns weisgemacht, Essen helfe gegen Langeweile und Stress. Diese Gefühle entstehen in der Regel durch ein echtes Problem, zum Beispiel eine Aufgabe, die sich als schwierig erweist, oder eine bevorstehende Veranstaltung, die uns nervös macht. Ganz gleich, um welches Problem es sich handelt – Hunger ist es nicht. Dennoch greifen wir zu einem Snack, um uns zu beruhigen.

Aufgrund der Gehirnwäsche meint unser Gehirn, dass ein Problem, das rein gar nichts mit Hunger zu tun hat, durch Essen gelöst werden könnte, denn so werden uns Snacks schließlich verkauft.

»Mach mal eine Pause – gönn dir einen Schokoriegel.«

»Hochspannung im Fernsehen? Zeit für Kartoffelchips oder Popcorn.«

Ein Keks hilft nicht besser gegen Langeweile und Nervosität als ein Becher Wasser. Haben Sie schon einmal gedacht: »Ich bin so nervös, ich trinke jetzt einen Schluck Wasser, dann geht es mir gleich wieder besser?«

GESELLIGES ESSEN

In den meisten Kulturen erfüllt Essen eine wichtige gesellschaftliche Funktion, und das ist ganz wunderbar. Mutter Natur will, dass wir das Essen genießen, und hat unsere Lieblingsnahrung deshalb so köstlich gemacht. Doch wer sich zum Essen verpflichtet fühlt, obwohl er gar nicht hungrig ist, handelt wider die Natur und verspürt keinerlei Genuss.

Auch hier ist das Weihnachtsessen ein gutes Beispiel. Nur weil sich alle anderen den Teller randvoll machen, sehen wir uns gezwungen, uns ebenso zu verhalten, und sind anschließend aufgebläht und antriebslos. Wenn sich jemand die Mühe macht, uns eine Mahlzeit zuzubereiten, fühlen wir uns verpflichtet, alles aufzuessen. Dann fühlt der Gastgeber sich wiederum verpflichtet, uns Nachschlag anzubieten, und wir trauen uns nicht, das Angebot auszuschlagen! So ist Essen kein Genuss, sondern man quält sich, um es anderen recht zu machen.

Essen Sie künftig nicht mehr aus Routine, Versuchung, Langeweile, Unruhe oder aus gesellschaftlichen Gründen, sondern aus den Gründen, die Mutter Natur vorgesehen hat. Dann werden Sie erkennen, wie leicht es ist, die Nahrungszufuhr auf den Verbrauch abzustimmen.

ACHTEN SIE AUF IHRE NAHRUNGSZUFUHR, DANN ERGIBT SICH DER REST VON SELBST.

Nahrungszufuhr und -verwertung sind die beiden Seiten der Gleichung, die über Ihr Gewicht entscheidet, doch Sie müssen sich lediglich mit einer Seite befassen, nämlich der Aufnahme. Ich habe bereits erläutert, dass es nicht nötig ist, Ihren Verbrauch durch spezielles Training zu steuern, es sei denn, das bereitet Ihnen besondere Freude. Es gibt dicke Geschöpfe, die sehr viel Energie verbrennen, und dünne, die nur sehr wenig verbrauchen. Die Figur bestimmt die Nahrungszufuhr.

Wie viel Kraftstoff in den Tank muss, richtet sich nach der Entfernung, die wir zurücklegen wollen, nicht umgekehrt. Und wenn wir das Auto eine Woche lang nicht benutzen, wissen wir, dass wir nicht tanken müssen.

Genauso ernähren sich wild lebende Tiere. Das Eichhörnchen weiß, dass es keine Nüsse mehr fressen, sondern einen Vorrat anlegen sollte, wenn es so viel gefuttert hat, wie es im Augenblick braucht. Der Mensch sollte eigentlich genauso vorgehen, doch wir sind in dieser Hinsicht so verwirrt, dass wir uns immer weiter mit Kraftstoff versorgen, obwohl der Tank bereits voll ist. So wedelt der Schwanz mit dem Hund.

Und genau wie Ihr Benzintank überläuft, wenn Sie zu

viel hineinfüllen, kann auch Ihr Körper die überschüssige Nahrung nicht verarbeiten. Bei einem Auto ergießt sich das Benzin in Strömen über den Tankstellenboden, aber stellen Sie sich nur einmal vor, es würde aus dem Tank in den Kofferraum laufen! Genau das passiert nämlich mit Ihrem Körper. Wenn Sie zu viel essen, verlässt das Junkfood Ihre normalen Kraftstoffspeicher und setzt sich an der Taille, am Po, an den Hüften, an der Brust, an Armen, Beinen, Hals und Gesicht ab, so dass unansehnliche Wülste entstehen.

Behalten Sie den Vergleich zwischen Körper und Auto im Gedächtnis, er wird bei unserer Auseinandersetzung mit der Frage, warum wir uns vollkommen falsch mit Kraftstoff versorgen, weiterhin eine Rolle spielen. Ein Auto soll Sie bei Bedarf von A nach B bringen. Diese Strecke kann fünf Kilometer lang sein oder auch fünfhundert. Das spielt keine Rolle, Sie müssen lediglich dafür sorgen, dass Sie für die ganze Fahrt genug Kraftstoff haben. Über das Leergewicht des Autos oder die Art und Weise, wie es Kraftstoff verbrennt, müssen Sie sich keine Gedanken machen, solange Sie das Auto in einwandfreiem Betriebszustand halten und mit dem richtigen Kraftstoff und Öl versorgen.

Von nun an werden Sie dieses Prinzip auch auf Ihren Körper anwenden. Das ist das Prinzip von Mutter Natur – diese Ernährungsweise ist für Sie vorgesehen. Gut möglich, dass Sie an manchen Tagen schwer arbeiten und viel Energie verbrauchen, während Sie es an anderen ruhiger angehen lassen und beispielsweise den ganzen Nachmittag untätig im Garten sitzen. Sie müssen Ihre Nahrungszufuhr nur genauso flexibel handhaben wie das Betanken Ihres Autos. So machen es wild lebende Tiere, die keinerlei Probleme mit ihrem Gewicht oder der Ausscheidung von Verdauungsresten haben. Sie achten lediglich darauf, stets eine ausreichende Menge ihrer Lieblingsnahrung zu finden.

ZUSAMMENFASSUNG

- Man nimmt zu, wenn die Nahrungszufuhr den Verbrauch übersteigt.
- Sport zum Abnehmen ist wie Autofahren, um Benzin zu verbrauchen.
- Sie tanken Ihr Auto auf, wenn es nötig ist. Richten Sie sich bei Ihrer Ernährung nach dem gleichen Grundsatz.
- Bei richtiger Nahrungszufuhr regulieren sich Gewicht und Verdauung von selbst.

8.

Was steht auf dem Speiseplan?

IN DIESEM KAPITEL

- DAS LETZTE DRITTEL DES PROBLEMS
- DESHALB NEHMEN SIE ZU
- DAS PASSIERT, WENN WIR DEN FALSCHEN KRAFTSTOFF WÄHLEN
- DIE NAHRUNGSPAKETE VON MUTTER NATUR
- DIE JUNKFOOD-TOLERANZ

Wir können Ihr Gewichtsproblem lösen, indem wir uns auf Ihre Nahrungszufuhr konzentrieren.

Ich habe Ihnen von Beginn an versprochen, dass es mit dieser Methode ganz leicht und angenehm ist, Gewicht zu verlieren. Zunächst mussten wir das Problem vereinfachen, indem wir sämtliche Ablenkungen beseitigt haben. Wir haben ermittelt, dass Sie sich weder um ein bestimmtes Zielgewicht noch um die Kalorienverbrennung Ihres Körpers scheren müssen. Wichtig ist nur eines: die Nahrungszufuhr.

MIT DER RICHTIGEN NAHRUNGSZUFUHR
REGULIEREN SICH VERDAUUNG
UND GEWICHT VON SELBST.

Man muss kein Mechaniker sein, um zu wissen, dass man einen Benziner nicht mit Diesel betanken sollte und umgekehrt. Die beiden Motortypen arbeiten unterschiedlich und sind auf eine bestimmte Kraftstoffart abgestimmt. Doch das müssen Sie nicht wissen.

Sie müssen nur wissen, welchen Kraftstoff Ihr Auto braucht und an welcher Tanksäule man diesen bekommt.

Heutzutage kommt es nicht mehr so leicht vor, dass man einen Benziner versehentlich mit Diesel betankt, weil der Einfüllstutzen größer ist, doch umgekehrt ist es immer noch möglich, und wem das schon einmal passiert ist, der weiß nur zu gut, welche schlimmen Folgen das hat. Der Motor nimmt den falschen Kraftstoff sehr übel. Je ausgefeilter ein Auto ist, desto genauer muss man auf den richtigen Treibstoff achten. Wenn Ihr Wagen optimale Leistung bringen soll, müssen Sie wissen, welcher Kraftstoff am besten geeignet ist und ausschließlich diesen verwenden. Machen Sie einen Fehler, stimmt die Leistung nicht – und bei einem gravierenden Fehler gibt der Wagen komplett den Geist auf.

Der menschliche Körper ist deutlich robuster als jeder Automotor. Wenn Sie einen Benziner mit Diesel betanken, kommt der Motor fast sofort zum Stillstand, doch wenn ein Kind ein winziges Plastikspielzeug verschluckt, bemerken Sie außer leichter Besorgnis kaum andere Symptome. Manche Menschen verdienen ihren Lebensunterhalt damit, alle möglichen Dinge zu verspeisen – es gab sogar mal einen Mann, der ein ganzes Flugzeug gegessen hat! Da das menschliche Verdauungssystem so robust ist, besteht die Gefahr, dass wir glauben, wir könnten getrost alles essen, was uns in den Sinn kommt. Wer seinen Magen wie eine Müllhalde behandelt, fügt ihm jedoch Schaden zu. Er hört zwar nicht sofort auf zu arbeiten wie ein Benzinmotor, der Diesel bekommt, doch Ihre Leistung lässt dennoch nach.

Wenn wir nicht die Nahrung zu uns nehmen, die Mutter Natur für uns vorgesehen hat, werden wir schwerfällig, träge und antriebslos. Sodbrennen, Verstopfung, Durchfälle, steife Gelenke und Zahnfäule zählen zu den unangenehmeren Symptomen, und da Ihr Verdauungssystem versucht, sich selbst zu reinigen, indem es alles Ungeeignete zur Seite drängt, damit die lebenswichtigen Organe weiter funktionieren, sammeln sich diese Abfallstoffe als unansehnliche Fettablagerungen und schädliche Chemikalien, die Ihre Muskeln beeinträchtigen, der Haut schaden und die Blutgefäße verstopfen. Im Laufe der Zeit hat das lebensbedrohliche Folgen: Herz-Kreislauf-Erkrankungen, Bluthochdruck, Diabetes, Krebsleiden, Fettleibigkeit. Irgendwann kommt das gesamte System wie ein schlecht gewarteter Motor zum Stillstand.

All das erzähle ich Ihnen nicht, damit Sie aus Angst kein Junkfood mehr essen, sondern um der Überzeugung entgegenzuwirken, man könne sich ohne weiteres dauerhaft von Junkfood ernähren. Warten Sie nicht, bis diese lebensbedrohlichen Symptome auftreten: Ihr Körper ist bereits geschädigt, und Sie werden staunen, wie unendlich viel besser Sie sich fühlen werden, wenn Sie kein Junk mehr essen. Der Unterschied ist so deutlich wie der zwischen einer alten Klapperkiste, die sich stotternd und knatternd im Schneckentempo fortbewegt, und einer nagelneuen Limousine, die bei voller Kraft scheinbar mühelos dahinschnurrt.

UNTER SCHMERZEN ÄLTER WERDEN

Früher galt die Generation der sogenannten Babyboomer als glücklichste aller Zeiten. Diese Generation wuchs nach dem Zweiten Weltkrieg auf und konnte die Vorteile einer Welt im Wandel genießen, die nicht nur große Fortschritte in Medizin und Technik erzielte, sondern auch ungeahnte Möglichkeiten für Reisen und zur Kontaktaufnahme bot, verschiedensten Lebensentwürfen aufgeschlossen gegenüberstand und Lebensmittelangebot sowie -zubereitung revolutionierte.

Diese Generation hat somit eine rapide Weiterentwicklung der Menschheit miterlebt. Mittlerweile stellt sich jedoch heraus, dass die Babyboomer viel anfälliger für Gesundheitsprobleme wie Gelenkschmerzen, Asthma, Diabetes und Schlaganfälle sind als die Generationen vor ihnen.

Woran kann das liegen? Da immer mehr lebensverlängernde Medikamente zum Einsatz kommen, hat sich die durchschnittliche Lebenserwartung zwar erhöht, doch um die Gesundheit unserer älteren Mitmenschen ist es immer schlechter bestellt. Wäre es möglich, dass diese Generation auch als Versuchskaninchen für die explosionsartige Zunahme von industriell verarbeiteter Nahrung diente, welche die aktuelle Epidemie von Fettleibigkeit und Diabetes ausgelöst hat?

DIE SPEISEKARTE DER NATUR

Wild lebende Tiere kennen keine derartigen gesundheitlichen Beschwerden, da sie sich an den Kraftstoff halten, den Mutter Natur für sie vorgesehen hat. Jedes Lebewesen auf dem Planeten hat seinen ganz individuellen Ernährungsplan und die körperlichen Eigenschaften, die zu dieser Ernährung passen.

Der Plan von Mutter Natur ist ein unglaublich komplexes System, das für einen ganz wichtigen Zweck konzipiert wurde:

ÜBERLEBEN

Im Gegensatz zum modernen Menschen mussten sich wild lebende Tiere ihre Nahrung seit jeher erkämpfen. Hätte Mutter Natur vorgesehen, dass jedes Tier die gleiche Nahrung frisst, wären die größten und stärksten gut gediehen, die kleinsten und schwächsten dagegen verhungert. Dadurch wiederum hätten auch die Großen und Starken nicht überlebt, da sie in vielerlei Hinsicht von den Kleinen und Schwachen abhängig sind. Das größte Lebewesen auf diesem Planeten, der Blauwal, ernährt sich zum Beispiel vom winzig kleinen Plankton.

Mutter Natur ermöglicht also jeder Kreatur das Überleben, indem sie ihr spezielle Nahrungspakete mitgibt, die sie ohne allzu große Konkurrenz genießen kann. Zudem hat sie uns allen die körperlichen Attribute verliehen, die wir für diese Ernährungsweise brauchen. Beine und Hals der Giraffe, der Rüssel des Elefanten, die Schnauze des Ameisenbären, Zähne und Klauen des Löwen – all diese körperlichen Merkmale haben sich entwickelt, damit sich das Tier mit seiner Lieblingsnahrung versorgen kann.

Zusätzlich zu den Hilfsmitteln, die es ihnen ermöglichen, an ihre Nahrung zu kommen, verfügen alle Lebewesen auch über die inneren Organe zu deren Verdauung. Der Magen einer Kuh beispielsweise ist weitaus komplexer als der menschliche und umfasst vier verschiedene Bereiche. Diese Entwicklungen sind nicht über Nacht eingetreten, sondern über Millionen von Jahren, in denen sich das Tier auf die verfügbare Nahrung eingestellt hat. Der Große Panda war ursprünglich ein Fleischfresser und zeigt nach wie vor Hinweise auf diese Vergangenheit, doch irgendwann im Laufe der Geschichte musste er sich alternative Nahrung suchen und entwickelte eine Vorliebe für Bambus.

Dieses fragile, aber geniale Ökosystem reagierte flexibel auf natürliche Umstände und evolutionsbedingte

Entwicklungen, bis der Mensch das ausgeklügelte Getriebe zum Stillstand gebracht hat. Wir sind die einzigen Lebewesen auf dem Planeten, die sich nicht an die Anleitung von Mutter Natur halten. Aus irgendeinem Grund meinen wir, es besser zu wissen, obgleich unsere Dummheit nicht nur unsere eigene Existenz bedroht, sondern auch die Existenz anderer Geschöpfe, die wir sehr lieben. Der Große Panda ist vom Aussterben bedroht, da sein natürlicher Lebensraum zerstört wird und er nicht mehr genügend Nahrung findet. Dass die Tierwelt aus Regionen verschwindet, in denen der Mensch gewütet hat, ist kein Fehler im Plan von Mutter Natur, sondern die Folge dessen, dass wir meinen, es besser zu wissen.

UNSERE NATÜRLICHE ERNÄHRUNG

Der Große Panda entwickelte sich vom Fleischfresser zum Pflanzenfresser, kann sich heutzutage jedoch nicht schnell genug weiterentwickeln, um die Beeinträchtigung seiner Umwelt durch den Menschen auszugleichen. Und auch wir Menschen können das nicht. An der Generation der Babyboomer ist zu erkennen, dass der ungezügelte Konsum von industriell verarbeiteter Nahrung katastrophale Auswirkungen auf unsere Gesundheit hat. Vielleicht halten Sie das für übertrieben, denn schließlich sind wir nicht gerade vom Aussterben bedroht! Doch in diesem Buch geht es nicht um das grundsätzliche Überleben der Menschheit, sondern um Glück, Zufriedenheit und Lebensqualität. Es ist ganz wichtig, dass Sie Ihre Ernährung genießen. Unzählige Beweise sprechen dafür, dass eine Ernährung mit industriell verarbeiteter Nahrung unendliches Leid hervorruft – das wissen Sie selbst am besten.

Tiere brauchen kein spezielles Training, um ihr Idealgewicht zu halten, und müssen dieses Idealgewicht gar nicht kennen. Sie müssen lediglich für ihre Nahrungszufuhr sorgen. Bedeutet das nicht im Umkehrschluss, dass Sie lediglich dem Beispiel der übrigen Tierwelt folgen müssen, um sämtliche Ernährungsprobleme zu überwinden und Ihr Idealgewicht zu erreichen?

Vielleicht denken Sie: »Soll das etwa heißen, dass ich auf meine Lieblingsnahrung verzichten und künftig nur noch Salat essen soll?«

Keineswegs. Dieses Buch soll bewirken, dass Essen wieder ein Genuss wird und Sie leicht und mühelos Gewicht verlieren. Es geht nicht darum, dass Sie ein Opfer bringen sollen, sondern es geht um Ihre freie Entscheidung. Sie können selbst bestimmen, was Sie essen – mit dem Unterschied, dass Sie diese Entscheidung auf der Grundlage von Fakten treffen und nicht im Nebel der Gehirnwäsche. Ihre Entscheidung wird sich nicht nach Easyway richten, sondern nach der Anleitung von Mutter Natur – denn diese weiß am besten, welche Nahrung gut für Sie ist und welche nicht.

Deshalb ist die zweite Anweisung so besonders wichtig. Sie müssen unbedingt unvoreingenommen bleiben und dürfen nicht zulassen, dass sich Ihr Intellekt über Ihren Instinkt hinwegsetzt.

Sind Sie nach wie vor unvoreingenommen? Gut!

Stellen wir uns also vor, Sie machen es wie die Tiere und essen keine industriell verarbeitete Nahrung mehr, also nichts, das raffiniert, tiefgefroren, eingelegt, konserviert, geräuchert, gesüßt, aromatisiert, vermischt, mit Zusatzstoffen versetzt oder gekocht wurde.

»Stopp! Einen Augenblick! Soll das heißen, ich darf nicht mehr kochen?«

Derartige Einschränkungen verlange ich nicht. Sie können weiterhin kochen, würzen und köstliche Soßen ganz nach Ihrem Geschmack zubereiten. Ich bitte Sie lediglich, sämtliche vorgefertigten Meinungen aufzugeben und zu überlegen, welche Nahrung Ihnen zur Verfügung stehen würde, wenn Sie sich an die Anleitung von Mutter Natur halten würden, also Nahrungsmittel zu sich nähmen, die nicht gekocht oder verarbeitet werden müssen und trotzdem auch ohne Aromen, Gewürze oder Soßen ganz wunderbar schmecken. Stimmen Sie mir zu, dass das nur auf Obst, Gemüse, Nüsse und Körner zutrifft?

Wenn Sie genau überlegen, steht uns eine breite Palette an Nahrungsmitteln zur Verfügung, die keinerlei Verarbeitung erfordern. Wir neigen jedoch dazu, selbst bei den einfachsten Mahlzeiten auf manipulierte Lebensmittel zurückzugreifen. Wenn man abends spät nach Hause kommt, macht man sich vielleicht nur schnell ein Marmeladenbrot. Das klingt wirklich simpel. Aber führen Sie sich nur einmal vor Augen, welche Eingriffe von Menschenhand nötig sind, damit dieser kleine Imbiss zustande kommt.

Zunächst einmal das Brot: eine Mischung aus gemahlenem und raffiniertem Mehl, Hefe, Salz und zahllosen Zusatzstoffen, im Ofen gebacken. Dann die Butter: hergestellt aus Kuhmilch – pasteurisiert, homogenisiert, gerührt und gekühlt, damit sie sich nicht zersetzt. Für die Marmelade wird Obst komplett zerkocht und mit großen Mengen raffiniertem Zucker und Konservierungsstoffen gemischt. All das für ein Butterbrot! Alternativ könnten Sie auch einfach eine Banane essen.

Kaum etwas riecht so verlockend wie frisch gebackenes Brot, daher könnten Sie einwenden, dass all diese Vorgänge gerechtfertigt sind. Aber wird die Nahrung dadurch wirklich besser? Oder werden ihr nicht vielmehr sämtliche Nährstoffe entzogen, die ursprünglich in den verschiedenen Zutaten steckten? Es ist erwiesen, dass beim Kochen wichtige Vitamine vernichtet werden, allen voran Vitamin B und C. Außerdem werden Proteine aufgespalten und einige Antioxidantien und essentielle Fettsäuren zerstört.

Ich hatte Ihnen jedoch versprochen, dass Sie nicht darauf verzichten müssen, Ihr Lieblingsessen zu kochen, und sich auch nicht auf frisches Obst, Gemüse, Nüsse und Körner beschränken müssen. Diese Nahrungsmittel sind zwar diejenigen, die Mutter Natur für uns vorgesehen hat, und zudem auch besonders lecker, aber wir können auch andere Nahrung zu uns nehmen. Mutter Natur ist da sehr flexibel.

Das ist die »Junkfood-Toleranz«, die ich Ihnen jetzt vorstellen möchte.

DIE JUNKFOOD-TOLERANZ

Es ist durchaus möglich, dass Sie am Ende dieses Buches beschließen, dass Sie sich nur noch von frischem Obst, Gemüse, Nüssen und Körnern ernähren möchten – dann werden Sie unglaublich gesund leben und vor Energie nur so strotzen. Easyway will Sie jedoch nicht auf eine bestimmte Ernährungsweise festlegen, sondern Ihnen die Wahrheit über Ihre aktuelle Ernährung zeigen, so dass Sie frei entscheiden können. Das wiederum wird dafür sorgen, dass Sie das Leben und Ihre Ernährung mehr genießen als jetzt. Wir können in dieser Hinsicht recht flexibel sein, da der geniale Plan von Mutter Natur uns nicht ausschließlich auf diese unverarbeiteten Nahrungsmittel beschränkt. Wir haben eine eingebaute Fehlertoleranz, aufgrund derer wir ein gewisses Maß an »zweitklassiger« Nahrung vertragen, ohne uns damit zu schaden.

Das gehört zu dem Überlebensplan, durch den sich der Große Panda von einem Fleisch- zu einem Pflanzenfresser entwickelt hat. Wenn unsere Lieblingsnahrung knapp ist, können wir dank Mutter Natur alle nötigen Nährstoffe aus anderen Quellen beziehen. Aufgrund dieser Fehlertoleranz können wir Fisch, Fleisch, Getreide und andere industriell verarbeitete Nahrung essen und daraus einen gewissen Nährwert beziehen. Die Fehlertoleranz ist bei allen Spezies unterschiedlich. Der Koala beispielsweise ist ausschließlich auf Eukalyptusblätter beschränkt (zu seinem Glück gibt es viele verschiedene Arten von Eukalyptusbäumen), während die Ziege fast alles verträgt, ob Fleisch oder Pflanzen. Kein anderes Tier auf dem Planeten ernährt sich jedoch so vielfältig wie der Mensch.

Wir können nicht nur Fleisch, Gemüse, Obst und Fisch essen, sondern diese Vielfalt bei ein und derselben Mahlzeit oder gar in einem einzigen Bissen miteinander kombinieren. Das menschliche Verdauungssystem hat sich so entwickelt, dass es verschiedenste Nahrungsmittel verarbeiten und geschickt in Nähr- und Abfallstoffe aufteilen kann – aber denken Sie nur nicht, dass ihm das keine Mühe bereitet! Die Junkfood-Toleranz sollte ein Notfallplan für Lebenslagen sein, in denen unsere Lieblingsnahrung nicht zur Verfügung steht. Durch die intellektuelle Nutzung der verschiedenen Techniken zur Lebensmittelverarbeitung ist sie jedoch zum Standard geworden, und darunter haben wir sehr zu leiden.

Bitte machen Sie sich klar, was mit Junkfood-Toleranz gemeint ist. Sie gilt nicht für Pizza, Burger und Pommes oder gefüllte Donuts. Im Rahmen der Junkfood-Toleranz sollten Sie die zweitklassige Nahrung des Menschen wie Fleisch, Fisch, Milchprodukte und so weiter zu sich nehmen. Ich werde später noch genauer erläutern, welche Nahrungsmittel unter die Junkfood-Toleranz fallen.

Die Junkfood-Toleranz ist ein wunderbarer Vorteil, der uns das Überleben sichert, und kann Ihnen dabei helfen, Ihre Ernährung besser in den Griff zu bekommen. Eines dürfen Sie jedoch nicht vergessen:

DIE JUNKFOOD-TOLERANZ IST
TATSÄCHLICH NUR EINE TOLERANZ.

Junkfood sollte niemals den Hauptteil Ihrer regelmäßigen Ernährung ausmachen, denn so ist die Toleranz nicht gedacht. Nur, weil Ihr Magen die Fähigkeit entwickelt hat, alles zu verwerten, das Sie ihm zuführen, sollten Sie nicht glauben, Sie könnten sich einfach mit beliebiger Nahrung vollstopfen und es Ihrem Verdauungssystem überlassen, wie es damit zurechtkommt. Diesen Missbrauch des menschlichen Körpers bezeichnen wir als »Plastikkorb-Syndrom«.

ZUSAMMENFASSUNG

- Sie müssen unbedingt begreifen, welche Folgen eine falsche Ernährung hat.
- Jedes Tier hat seine eigene Nahrung, mit der es überleben kann.
- Für den Menschen ist eine Ernährung mit frischem Obst, Gemüse, Nüssen und Körnern vorgesehen. Das ist unsere Lieblingsnahrung.
- Aufgrund der Junkfood-Toleranz können wir überleben, wenn unsere Lieblingsnahrung nicht zur Verfügung steht. Junkfood sollte allerdings nicht den Hauptteil unserer täglichen Ernährung ausmachen.

9.

Das Plastikkorb-Syndrom

IN DIESEM KAPITEL

- NICHT DIE GANZE WAHRHEIT
- WOHER BEKOMMEN PFLANZENFRESSER EIWEISS?
- DER VERDAUUNGSPROZESS
- KALORIEN ZÄHLEN
- FALSCHE ENTSCHEIDUNGEN

Die Gehirnwäsche verleitet uns dazu, schädliche Nahrung zu uns zu nehmen, weil wir meinen, das diene der Gesundheit. Wir kennen nicht die ganze Wahrheit.

Stellen Sie sich vor, viele Kilometer von der nächsten Tankstelle entfernt geht Ihnen das Benzin aus, aber ein Passant sagt Ihnen: »Keine Sorge, Ihr Auto braucht Benzin, das aus Rohöl gewonnen wird. Ich habe im Kofferraum einen Plastikkorb. Plastik wird ja auch aus Rohöl gemacht, wir können also den Korb zerschneiden und die Stücke in Ihren Tank stopfen. Den Rest erledigt dann der Motor.«

Würden Sie sich für diesen Ratschlag bedanken? Oder würden Sie das nächstbeste Auto stoppen und dem Fahrer berichten, dass Sie von einem Irren belästigt werden?

Die Vorstellung, man könnte einen zerstückelten Plastikkorb in den Benzintank stopfen, ist offensichtlich lächerlich, und doch stopfen wir uns selbst nach einer ganz ähnlichen Logik voll. So braucht unser Körper beispielsweise die beiden Mineralstoffe Kalzium und Eisen. Ein Stück Kreide enthält Kalzium: Würden Sie deshalb Kreide essen? Würden Sie einen eisernen Nagel kauen? Mit Sicherheit nicht – es sei denn, Sie treten im Zirkus auf.

MIT EIGENEN WORTEN: THERESAS GESCHICHTE

Bis ich fünfundvierzig Jahre alt war, hatte ich eine sehr lockere Einstellung zum Essen. Ich war immer übergewichtig, aber das nahm ich einfach so hin und redete mir ein, ich sei eben jemand, der gerne gut lebt und dafür jung stirbt, statt uralt zu werden, aber das Leben nicht richtig zu genießen. Wem wollte ich damit etwas vormachen? War meine ständige Müdigkeit wirklich »das Leben genießen«? Wie kann man das Leben genießen, wenn man bei der leisesten Anstrengung außer Atem gerät? Schlimmer noch, ich litt regelmäßig an Magenverstimmungen und Verstopfung, die mich noch träger machten.

Das waren nur die körperlichen Beschwerden, psychisch ging es mir sogar noch schlechter. Fast jedes Mal, wenn ich etwas aß, hatte ich ein schlechtes Gewissen. Ich gab mich diesen Fressattacken hin wie ein Schulmädchen beim Mitternachtsschmaus und bereute sie bitter, sobald sie vorüber waren. Wenn ich versuchte, mich davon abzuhalten, hatte ich das Gefühl, auf etwas verzichten zu müssen. So ging es mir jeden einzelnen Tag!

Im Nachhinein kann ich es nicht fassen, dass es mit mir so weit kommen konnte. Ich redete mir tapfer ein, es sei alles in Ordnung, statt zu versuchen, etwas an meiner Situation zu ändern. Ich war wirklich überzeugt davon, dass ich keine andere Wahl hatte. Ich dachte, ich sei eben so, deshalb war es geradezu eine Offenbarung für mich, als ich erfuhr, dass es durchaus eine Alternative gab. Im Grunde ärgere ich

mich sehr darüber, dass ich so lange unter der Gehirnwäsche gelitten habe. Jahrelang ging es mir sehr schlecht, und erst als ich die Easyway-Methode entdeckte, wurde mir die Wahrheit klar.
Ich habe das so lange erduldet, weil ich dachte, ein anderes Leben sei mir nicht möglich. Jetzt weiß ich, dass ich nicht leiden muss – wir sind nicht geboren, um unglücklich zu sein –, und fühle mich so wohl, wie ich es mir nie zuvor vorstellen konnte. Ich dachte immer, alle, die sich gesund ernähren, könnten nicht so fröhlich sein, wie sie tun. Ich vermutete, das sei nur gespielt. Dabei hatte ich selbst anderen etwas vorgespielt. Jetzt habe ich den ganzen Quatsch endlich hinter mir und bin überglücklich mit meinem Leben.

Auch das folgende Beispiel erläutert das Plastikkorb-Syndrom. Jeder Ernährungswissenschaftler wird Ihnen sagen, dass wir Eiweiß brauchen, um Muskeln aufzubauen. Fleisch ist eine gute Eiweißquelle. Also essen wir Fleisch, in der Überzeugung, dass es uns sonst an Eiweiß mangeln würde. Und woher stammt das Fleisch? In erster Linie von Kühen, Schafen, Schweinen und Hühnern. Haben Sie sich schon einmal gefragt, woher diese Tiere das nötige Eiweiß bekommen? Kühe essen kein

Fleisch, sind jedoch deutlich größer und stärker als der Mensch – wie um alles in der Welt machen sie das nur?

A propos große Tiere: Wie verhält es sich mit Elefanten, Nashörnern, Giraffen, Flusspferden, Pferden, Büffeln, Gorillas … Die Mehrheit der größten und stärksten Landtiere ernährt sich strikt vegetarisch, leidet jedoch eindeutig nicht an Eiweißmangel. Man muss sich also fragen, wieso wir davon überzeugt sind, dass wir Fleisch essen müssen, um Eiweiß zu bekommen. Stammt dieser Ratschlag aus der Anleitung von Mutter Natur? Oder von Wissenschaftlern, die ihre Informationen wiederum von anderen Wissenschaftlern beziehen?

Wer Eiweiß aus Fleisch zu sich nehmen will, fällt auf das Plastikkorb-Syndrom herein. Uns fehlen entscheidende Informationen: Offenbar ist es möglich, sich aus anderen Quellen mit reichlich Eiweiß zu versorgen, doch wir wachsen in der Überzeugung auf, Fleisch sei der beste Eiweißlieferant. Gleichermaßen redet man uns ein, wir müssten Milchprodukte zu uns nehmen, um das nötige Kalzium zu bekommen – dabei ist der Konsum von Kuhmilch oder Käse für den Menschen so unnatürlich, als würden wir ein Stück Kreide essen.

Überlegen Sie bitte einmal genau. Es gibt keine einzige Tierart, die im Erwachsenenalter weiterhin Milch trinkt. Das ist nicht nur unnötig, sondern vollkommen unnatürlich. Dennoch behaupten Ernährungswissenschaftler und andere Forscher seit Jahrzehnten, Milchprodukte seien wesentlicher Bestandteil einer ausgewogenen Ernährung. Das ist keinesfalls wissenschaftlich erwiesen!

VEGANERALARM!

Vielleicht wird Ihnen allmählich unbehaglich zumute. »Ich soll wohl in Zukunft vegan leben!« Nein, das ist nicht mein Ziel. Erinnern Sie sich an die Junkfood-Toleranz? Ich will Sie in keiner Weise einschränken. Wenn ich darauf hinweise, dass Sie Eiweiß nicht nur aus Fleisch und Kalzium nicht nur aus Milch oder anderen Milchprodukten bekommen können, zeige ich lediglich die falsche Logik in den Ratschlägen sogenannter Experten wie Ärzten, Wissenschaftlern und Ernährungsfachleuten auf.

WAS DAS AUGE NICHT SIEHT

Eines müssen Sie unbedingt verstehen: Es reicht nicht aus, sich einfach in den Mund zu stopfen, was Ihr Körper braucht, und nicht weiter darüber nachzudenken. Nur, weil Sie nach dem Schlucken nicht mehr sehen, was vor sich geht, bedeutet das noch lange nicht, dass der Vorgang abgeschlossen ist.

Ihr Verdauungsapparat ist unglaublich komplex – deutlich komplexer als das System, das im Auto Benzin in Leistung verwandelt. Den Anfang macht das Kauen, bei dem die Nahrung im Mund mit Speichel vermengt wird, welcher wiederum die Zersetzung einleitet. Wenn die Nahrung den Magen erreicht, wird sie durch die Verdauungssäfte weiter aufgespalten. Im Gegensatz zum Automotor kann der Magen auf verschiedene Nahrungsmittel reagieren und sowohl die Verdauungssäfte als auch die Verdauungszeit entsprechend anpassen. Wenn er sein Bestes gegeben hat, wird die Nahrung in den Darm weitergeleitet, wo die lebenswichtigen Bestandteile aufgenommen und im Körper verteilt werden, während man den Rest ausscheidet.

Der letzte Teil dieses Prozesses, bei dem die Nährstoffe im Körper verteilt werden, entspricht der Explosion, die Ihren Automotor antreibt, und kann nur effektiv ablaufen, wenn die Nahrung ordnungsgemäß verdaut wurde. Alle Nahrungsmittel, die in der Anleitung von Mutter Natur nicht vorgesehen sind, erschweren die Verdauung und beeinträchtigen daher die Leistung Ihres körpereigenen Motors. Er arbeitet dann langsam, hat schwer zu kämpfen, verbrennt den Treibstoff weniger effizient und verlangt schon bald nach mehr. Irgendwann wird er zum Stillstand kommen.

GRÖSSER ALS DER MAGEN

Als es noch keine elektronischen Kommunikationsmittel gab, wurde das Wissen von Mensch zu Mensch und von Generation zu Generation über Lieder, Gedichte und Redewendungen weitergegeben. So war die Information besonders einprägsam, und das hatte Erfolg – viele dieser Redewendungen sind uns heute noch vertraut. Wir hören sie als Kinder von unseren Eltern, dann vergessen wir sie als junge Erwachsene wieder, doch wenn wir selbst Kinder bekommen, geben wir plötzlich genau das weiter, was unsere Eltern uns eingeprägt haben – Wort für Wort die gleichen Sprüche.

Diese Sprüche haben einen wahren Kern und beruhen auf Erfahrung. Viele Redensarten drehen sich um die Belastun-

gen, denen wir unsere Körper aussetzen. Die Wendung »da waren die Augen wohl größer als der Magen« zeigt zum Beispiel, dass wir unserem Magen oft zu viel zumuten. Vielleicht kennen Sie auch den Ratschlag, man solle »jeden Bissen hundertmal kauen« – dabei müssen verschiedene Lebensmittel unterschiedlich lang gekaut werden. Haben Sie schon einmal versucht, eine reife Pflaume, Birne oder Nektarine hundertmal zu kauen? Das ist absolut unnötig.
Gründlich kauen müssen wir nur Nahrung, die schwer verdaulich ist. Oft reicht dann auch das beste Kauen nicht. Erst müssen wir alle unverdaulichen Bestandteile entfernen und die Nahrung anschließend kochen, damit sie bekömmlicher wird. Erscheint Ihnen das etwa natürlich?

WAS STEHT AUF DEM ETIKETT?

Vielleicht haben Sie schon einmal versucht, sich gesünder zu ernähren, indem Sie genau auf den Vitamingehalt aller Nahrungsmittel geachtet oder Kalorien gezählt haben, oder vielleicht haben Sie sich um eine besonders ausgewogene Ernährung bemüht. Das ist sehr mühselig und verdirbt leicht die Freude am

Essen. Mit der Easyway-Methode müssen Sie sich mit solchen Einzelheiten nicht mehr herumschlagen. Die Anleitung von Mutter Natur hat sich bereits darum gekümmert. Die Anleitung sorgt dafür, dass Sie genau die richtige Menge an Kalorien, Vitaminen und sonstigen Nährstoffen bekommen, die Sie brauchen. Wir müssen uns nur deshalb mit diesen Einzelheiten herumschlagen, weil wir die Anleitung von Mutter Natur schon so lange missachten.

Für dieses Problem ist unsere Intelligenz verantwortlich, und nun versuchen wir, es mit Intelligenz zu lösen. Nahrungsergänzungsmittel wie Vitaminpillen sind jedoch ebenfalls ein gutes Beispiel für das Plastikkorb-Syndrom. Am schnellsten und einfachsten lässt sich der Teufelskreis durchbrechen, indem wir uns wieder an den ursprünglichen Plan von Mutter Natur halten. Es ist gar nicht so leicht, die Ratschläge von hoch gebildeten, intelligenten Menschen wie Ärzten und Ernährungswissenschaftlern zu ignorieren, doch Sie sollten stets bedenken, dass die Macht, die Ihren Körper erschaffen hat, auch am besten weiß, was gut für ihn ist. Mutter Natur bietet sämtliche Vitamine und Mineralstoffe, die wir brauchen, in natürlicher, unverarbeiteter Form.

Die fünfte Anweisung lautet, dass Sie sämtliche Ratschläge außer Acht lassen sollen, die der Natur widersprechen. Wie also können Sie erkennen, dass ein Ratschlag der Anleitung von Mutter Natur widerspricht?

Das ist ganz einfach:

RICHTEN SIE SICH NACH IHREM INSTINKT.

GESUNDE ERNÄHRUNG FÜR VIEL BESCHÄFTIGTE FRAUEN

Überlegen Sie einmal, wie Sie sich gegenwärtig ernähren. Was nehmen Sie im Laufe eines Tages zu sich? Vermutlich ernähren Sie sich zu bestimmten Tageszeiten ungesund. Das können Sie nur ändern, wenn Sie ermitteln, in welchen Situationen dies der Fall ist.

Legen Sie sich einen reichlichen Vorrat guter, gesunder Nahrungsmittel an und planen Sie im Voraus, wonach Sie greifen werden, wenn Sie auf die Schnelle etwas essen müssen oder wegen beruflicher oder familiärer Verpflichtungen nicht zum Einkaufen kommen. Wer keinen Plan hat, weicht häufig auf Junkfood aus.

Lassen Sie keine Mahlzeiten aus. Regelmäßige Mahlzeiten helfen dabei, Ihre Nahrungsaufnahme zu kontrollieren. Wer

Mahlzeiten auslässt, schlägt sich anschließend häufig mit Junkfood den Magen voll.
Sorgen Sie dafür, dass keine Schüsseln mit Süßigkeiten im Haus stehen. Führen Sie sich nicht in Versuchung, indem Sie Schokolade im Kühlschrank oder Junkfood im Küchenschrank haben. So etwas brauchen Sie nicht, also weg damit!
Wenn Sie auswärts essen gehen wollen, überlegen Sie sich schon im Vorfeld, was Sie bestellen werden. Die Speisekarten in Restaurants sind so aufgebaut, dass Sie in die Versuchung geführt werden, Junkfood zu essen. Wenn Sie schon von vornherein wissen, was Sie essen möchten, müssen Sie sich die Karte gar nicht erst anschauen.
Greifen Sie nicht zu Nahrung, wenn Sie verärgert oder niedergeschlagen sind. Damit lässt sich die Situation nicht ändern.

Der gesunde Menschenverstand sagt Ihnen, dass es lächerlich ist, einen zerhackten Plastikkorb in den Kraftstofftank Ihres Autos zu stopfen – und wenn Sie unvoreingenommen sind, wird er sich auch melden, wenn Sie einen Ratschlag bekommen, der der Natur widerspricht. Wichtig ist, dass Sie unbedingt darauf hören.

Dieses Kapitel soll Ihnen keinen Biologieunterricht erteilen. Schließlich kommen wild lebende Tiere ganz wunderbar zurecht, ohne zu überlegen, wie ihr Verdauungsapparat arbeitet. Entscheidend ist, dass Sie auch nicht darüber nachdenken müssen, genauso wenig, wie Sie über Vergaser und Ventile Bescheid wissen müssen, um ein Auto zu fahren. Der Hersteller hat Ihnen die erforderlichen Informationen geliefert. Wild lebende Tiere müssen die Abläufe in ihrem Verdauungsapparat nicht kennen, weil sie sich an die Anleitung von Mutter Natur halten.

Je mehr wir über unsere Ernährung nachdenken, desto empfänglicher sind wir für die Gehirnwäsche. Woher bekommen wir unsere Informationen? Können wir uns auf die Quellen verlassen? Und weshalb meinen diese zu wissen, was besonders gut für unseren Körper ist? Vielleicht haben Sie vollkommenes Vertrauen in jemanden, der den menschlichen Körper studiert hat, aber glauben Sie wirklich, so jemand weiß besser Bescheid als Mutter Natur, die den menschlichen Körper selbst entworfen hat?

Wenn man Ihnen sagt, Fleisch sei eine gute Eiweißquelle und Milch liefere Kalzium, hören Sie nur einen Teil der Wahrheit. Das Bild ist nicht komplett. Man verschweigt Ihnen die negativen Folgen des Fleisch- und Milchkonsums. Sie haben Glück, dass der menschliche Körper so robust ist. Er kann dem Plastikkorb-Syndrom jahrelang standhalten, ohne sich etwas anmerken zu lassen, aber glauben Sie nur nicht, dass er diese schlechte Behandlung vollkommen unbeschadet übersteht!

ABSTUMPFEN

Es gibt zwei Gruppen von Menschen auf der Welt: Die einen mähen gerne den Rasen, die anderen hassen diese Tätigkeit. Eine neutrale Einstellung gibt es nur selten. Manche finden die Aufgabe furchtbar lästig, andere dagegen genießen sie. Zu welcher Gruppe man gehört, hat zweifellos mit dem Zustand des Rasenmähers zu tun.

Mit einem stumpfen Mäher braucht man doppelt so lange für halb so guten Erfolg. Ein gut eingestellter, scharfer Mäher saust dagegen in Windeseile über den Rasen und führt zu wunderbaren Ergebnissen. Wenn Sie jetzt denken, dass sich das auch auf den menschlichen Körper übertragen lässt – das war meine Absicht. Wenn wir fit und gut in Form sind, sind körperliche Herausforderungen ein großes Vergnügen. Sind wir dagegen in schlechter Verfassung, ist selbst die einfachste Aufgabe sehr beschwerlich.

Wenn Sie schon einmal mit Ihrem schönen, gut geschärften Rasenmäher über einen Stein gefahren sind, wissen Sie, wie scheußlich sich das anhört. Man weiß sofort, dass ein Schaden entstanden ist. Dieser Stein hat die schöne, scharfe Messerkante stumpf gemacht, und immer, wenn das geschieht, lässt die Leistung des Mähers ein wenig nach. Im Gegensatz zu einem Rasenmäher kann sich Ihr Körper wieder regenerieren, so dass kleinere Schäden sofort behoben werden und alles wieder einwandfrei funktioniert.

Aber stellen Sie sich nur einmal vor, dass Sie Ihren Rasenmäher über einen endlosen Kiesstrand schieben: Wie lange halten die Messer das wohl aus? Eine Ernährung mit Junkfood ist nicht mit einem einzigen Stein zu vergleichen, der auf die Messer trifft, sondern entspricht einer riesigen Menge Kiesel, die einen Schaden nach dem anderen anrichten. Ihr Körper hat keine Zeit, sich wieder zu erholen, und Ihre unglaubliche Maschine wird stumpf, ineffizient und langsam.

FALSCHE ENTSCHEIDUNGEN

Es zählt zu den großen Rätseln des menschlichen Verhaltens, dass wir so viel Zeit und Geld auf die Pflege unserer Autos verwenden, unsere Körper dagegen tagtäglich sehr schlecht behandeln. Wir pflegen unser Haar, unsere Haut und gönnen uns schicke Kleidung. Ihr Körper jedoch ist weitaus kostbarer als ein Auto, und die Ernährung ist weitaus wichtiger als Ihr Aussehen. Wenn Ihr Auto Schrott ist, können Sie sich ein neues kaufen. Aber wir haben nur einen Körper. Was glauben Sie, weshalb wir ihn so schlecht behandeln? Wir sind schließlich nicht dumm – unsere Intelligenz zeichnet uns gegenüber allen Tieren auf diesem Planeten aus. Die einzige Erklärung lautet, dass uns nicht klar ist, was wir tun. Wieso? Weil wir unsere Informationen aus Quellen beziehen, die uns nicht die ganze Wahrheit verraten.

Von einem gelegentlichen Stein, der gegen das Messer schlägt, kann sich der menschliche Körper erholen. Deshalb können wir die Junkfood-Toleranz in Anspruch nehmen und trotzdem gut in Form bleiben. Die unablässige Masse an Junkfood dagegen ruft bleibende Schäden hervor. Um diese Schäden zu verhindern, müssen Sie alle vorgefassten Meinungen über Ihre Ernährung aufgeben.

FÜNFTE ANWEISUNG: IGNORIEREN SIE ALLE RATSCHLÄGE, DIE DER ANLEITUNG VON MUTTER NATUR WIDERSPRECHEN!

Wir sind auf Schwarz-Weiß-Denken konditioniert und unterscheiden deshalb zwischen Dingen, die gut für uns sind, und Dingen, die uns schaden. Auf der einen Seite steht Nahrung, auf der anderen Seite Gift. Alles, was kein bekanntes Gift ist, betrachten wir als Nahrung und daher als genießbar. Wenn Sie jedoch in der Lage sind, zu begreifen, dass nicht alle Rohölprodukte in den Tank Ihres Autos gehören, können Sie auch verstehen, dass nicht alle Nahrungsmittel für Ihren Körper geeignet sind.

ZUSAMMENFASSUNG

- Nur, weil ein Lebensmittel bestimmte Nährstoffe enthält, die Sie brauchen, ist es nicht unbedingt gut für Sie.
- Die stärksten Tiere der Welt beziehen Eiweiß nicht aus Fleisch.
- Kein Tier der Welt trinkt im Erwachsenenalter noch Milch – Milchprodukte sind in der Ernährung von Tieren nicht vorgesehen.
- Nahrung muss richtig verdaut werden, damit wir die nötigen Nährstoffe bekommen.
- Fünfte Anweisung: IGNORIEREN SIE ALLE RATSCHLÄGE, DIE DER ANLEITUNG VON MUTTER NATUR WIDERSPRECHEN!
- Wenn Sie sich an die Anleitung von Mutter Natur halten, müssen Sie nicht wissen, wie Ihr Körper arbeitet.
- Sie können selbst entscheiden, was Sie zu sich nehmen.

10.

Erste Schritte Richtung Freiheit

IN DIESEM KAPITEL

- DAS HABEN SIE BISHER GELERNT
- LOSLASSEN
- EINE FRAGE DES VERLANGENS
- SO FUNKTIONIERT DIE EASYWAY-METHODE
- KLARER SEHEN

Durch die Gehirnwäsche nehmen Sie Junkfood so wahr, dass eine Flucht unmöglich erscheint. Wenn Sie die Gehirnwäsche rückgängig machen, ist der Ausweg deutlich zu erkennen.

Sie haben nun die Mitte des Buches erreicht, und wenn Sie bislang sämtliche Anweisungen befolgt haben, freuen Sie sich sicher schon auf den Augenblick der Offenbarung, wenn Ihnen klar wird, dass Sie kein Sklave des Junkfoods mehr sind. In der zweiten Hälfte führe ich Sie durch die einfachen Schritte hin zu diesem Augenblick. Dabei werden wir das, was Sie bislang gelernt haben, auf Ihr Essverhalten übertragen. Zunächst jedoch sollten wir die wichtigsten Aspekte, die ich bislang erläutert habe, noch einmal zusammenfassen.

DIE FALLE

Sie stecken in einer Falle, die es Ihnen unmöglich macht, Ihr Essverhalten zu kontrollieren und Ihr Gewicht so zu reduzieren, wie Sie es gerne hätten. Jeder gescheiterte Versuch, sich aus der Falle zu befreien, verstärkt Ihre Überzeugung, eine Flucht sei unglaublich schwer oder gar unmöglich.

Eine Sucht ist nur zu einem Prozent körperlich und zu neunundneunzig Prozent psychisch bedingt und lässt Sie glauben, Ihnen könne nur die eine Sache helfen, nach der Sie süchtig sind. Wenn man sein Gewichtsproblem nicht in den Griff bekommt, fühlt man sich schlecht, weil man hilflos in der Falle steckt und sich nicht in der Lage sieht, etwas daran zu ändern.

DIE FALSCHE METHODE

Die Flucht aus der Falle gilt nur deshalb als schwer, weil die meisten Menschen auf die falsche Methode setzen. Jede Methode, die Willenskraft verlangt, wie Diäten oder ein besonderes Trainingsprogramm, ist zum Scheitern verurteilt, da sie die wahre Ursache des Problems nicht angeht: die Überzeugung, dass eine ungesunde Ernährung Genuss oder einen Vorteil bedeutet. Die Methode Willenskraft verstärkt sogar die Überzeugung, dass sich die Ernährung nur schwer umstellen lässt und dies eine persönliche Schwäche des Betroffenen sei.

ES GEHT AUCH EINFACH!

Wenn Sie das Abnehmen mit der Überzeugung angehen, es werde sehr schwer sein, dann wird es auch tatsächlich schwer – und zwar aufgrund eben dieser Überzeugung. Wild lebende Tiere finden nichts natürlicher, als jederzeit so viel von ihrer Lieblingsnahrung zu fressen, wie sie möchten, und behalten dennoch ihr Idealgewicht, ohne Diäten oder ein besonderes Trainingsprogramm. Das wird auch Ihnen gelingen, wenn Sie die Easyway-Methode befolgen.

»Man kann nicht gut denken, nicht gut lieben, nicht gut schlafen, wenn man nicht gut zu Abend gegessen hat.«
Virginia Woolf, Schriftstellerin

EIN PROBLEM IN DREI TEILEN

Wenn Sie abnehmen wollen, haben Sie drei Aspekte im Kopf: Ihr Wunschgewicht, Ihre Nahrungszufuhr und deren Verbrennung. Punkt eins und drei können Sie getrost vergessen. Sie müssen kein bestimmtes Wunschgewicht anstreben, sondern wissen, dass Sie Ihr Idealgewicht erreicht haben, wenn Sie mit Ihrem Anblick im Spiegel und Ihrer körperlichen Verfassung zufrieden sind. Ein besonderes Training zum Kalorienverbrauch ist genauso unsinnig wie Autofahrten zum Benzinverbrauch. Darüber hinaus gilt: Je mehr Sie verbrennen, desto mehr müssen Sie zu sich nehmen.

Der Aspekt, auf den Sie sich konzentrieren sollen, ist die Nahrungszufuhr. Wenn die Zufuhr stimmt, erledigt sich alles andere von selbst.

SIE SIND OPFER EINER GEHIRNWÄSCHE.

Die Tatsache, dass die intelligenteste Spezies auf dem Planeten augenscheinlich als einzige an Essstörungen leidet, lässt sich nur damit erklären, dass unsere Intelligenz uns auf Abwege geführt hat. Es gibt zahlreiche Beispiele für die zerstörerische Wirkung der menschlichen Intelligenz, unsere Ernährungsweise ist nur eines von vielen.

Wir halten uns lieber an die Ratschläge anderer Menschen, statt dem Beispiel der Tiere zu folgen, die keine Gewichtsprobleme kennen, und uns an die Anweisung unseres Schöpfers zu halten. Wie auch immer Sie sich diese Macht vorstellen – sie war weder ein Arzt noch ein Ernährungswissenschaftler.

Die Ratschläge sogenannter Experten und unsere Erziehung bilden gemeinsam mit der Werbung der Lebensmittelindustrie eine unablässige Gehirnwäsche, die uns ein einseitiges Bild der Nahrung vermittelt, die uns zur Verfügung steht. Was wirklich gut für Sie ist, erfahren Sie nur, wenn Sie sich von der Gehirnwäsche befreien und wieder die Anleitung von Mutter Natur befolgen.

DIE ANWEISUNGEN

- BEFOLGEN SIE SÄMTLICHE ANWEISUNGEN IN DER RICHTIGEN REIHENFOLGE!
- BLEIBEN SIE UNVOREINGENOMMEN!
- STARTEN SIE VOLLER VORFREUDE!
- STREBEN SIE KEIN IDEALGEWICHT AN!
- IGNORIEREN SIE ALLE RATSCHLÄGE, DIE DER ANLEITUNG VON MUTTER NATUR WIDERSPRECHEN!

LASSEN SIE DIE VERGANGENHEIT RUHEN

Solange Sie sich nicht nach der Anleitung von Mutter Natur richten, fällt es Ihnen vielleicht schwer zu glauben, dass etwas so Simples wie Instinkt die Lösung für Ihr Gewichtsproblem darstellen kann. Die Gehirnwäsche hat Ihnen weisgemacht, dass es sich um ein sehr komplexes Problem handelt, das nur mit sehr viel Mühe und Willenskraft bewältigt werden kann. Die Information, dass ein Entkommen in Wirklichkeit sehr leicht ist, hört nicht jeder gern, besonders, wenn man viele Jahre lang vergebliche Versuche unternommen hat.

Erinnern Sie sich noch an das Gefängnis mit der

schweren Tür, das ich in Kapitel zwei geschildert hatte? Stellen Sie sich vor, Sie hätten etliche Jahre in diesem Gefängnis zugebracht, in der festen Überzeugung, die Tür sei so schwer, dass Sie sie nicht öffnen können. Dann jedoch verrät man Ihnen plötzlich, dass sich die Tür ganz mühelos aufdrücken lässt. Sicher hätten Sie gemischte Gefühle: Einerseits wären Sie froh, dass Sie endlich entkommen können, andererseits würden Sie den vielen vergeudeten Jahren nachtrauern.

Dieses negative Gefühl allein hindert uns oft genug daran, die Flucht überhaupt zu versuchen. Wenn wir uns vor Augen führen, wie lange wir unnötig gelitten haben, kommen wir uns sehr dumm vor. Niemand fühlt sich gerne dumm, also versuchen wir, unseren Fehler zu rechtfertigen. Wir suchen nach Beweisen dafür, dass wir aus gutem Grund im Gefängnis geblieben sind, und die einzige Begründung, die wir finden, ist die Überzeugung, Junkfood habe uns tatsächlich Genuss oder einen Vorteil verschafft. Wir weigern uns zu glauben, was wir mit eigenen Augen sehen können, und bleiben damit aus freien Stücken in der Falle.

Diesen Fehler müssen Sie unbedingt vermeiden. Haken Sie die Vergangenheit ab und denken Sie an das Leben, das Sie in der Zukunft erwartet: ein wirklich glückliches Leben, in dem Sie Mahlzeiten ohne körperliches Unbehagen, Schuldgefühle oder schlechtes Gewissen genießen, in dem Sie mit Ihrer Verfassung und Ihrem Aussehen höchst zufrieden sind. Die Gefängnistür schwingt auf, und bislang mussten Sie sich nicht besonders anstrengen und keinerlei Willenskraft aufbringen. Gehen Sie einfach voran und zweifeln Sie nicht an dem, was Sie mit eigenen Augen sehen können.

SECHSTE ANWEISUNG: ZWEIFELN SIE NIEMALS AN IHREM ENTSCHLUSS AUFZUHÖREN!

Wer versucht, einen logischen Grund für eine Ernährung mit Junkfood zu finden, stürzt sich selbst immer tiefer ins Unglück. Die Falle liefert ein verzerrtes Bild der Logik, so dass diese Sinn ergibt. Der erste Schritt aus dem Gefängnis Richtung Freiheit besteht darin, dass Sie sich eingestehen, dass übermäßiges Essen nicht nur eine Gewohnheit ist, die Sie einfach nicht loswerden, sondern eine süchtig machende Falle, in die Sie aufgrund der Gehirnwäsche geraten sind.

Damit verändert sich Ihre gesamte Sicht auf das Problem. Zum ersten Mal erkennen Sie, dass Sie nicht aufgrund einer persönlichen Charakterschwäche oder aufgrund einer magischen Eigenschaft des Junkfoods in der Falle sitzen. Wenn Sie diese beiden entscheidenden

Fakten realisiert haben, hat das Gefühl der Hilfslosigkeit und Verzweiflung ein Ende, und Sie entdecken den leichten Weg in die Freiheit.

> *»Fettleibigkeit ließe sich vermeiden, wenn die Menschheit anstelle von Fastfood und Junk viel Obst und Gemüse essen würde.«*
>
> **David H. Murdock, Philanthrop**

SO FUNKTIONIERT DIE EASYWAY-METHODE

Viele Menschen reagieren deshalb so skeptisch auf Easyway, weil die Methode so einfach ist. Wie kann ein augenscheinlich so komplexes Problem wie übermäßiges Essen eine so simple Lösung haben? Mittlerweile sollten Sie jedoch erkannt haben, dass das Problem keineswegs kompliziert, sondern schlicht und einfach auf eine falsche Ernährung zurückzuführen ist. Komplex ist nur das Wirrwarr der Gehirnwäsche, die verhindert, dass Sie die Wahrheit richtig erkennen.

Easyway macht die Gehirnwäsche mit einfacher Logik

rückgängig und ersetzt sie durch ein klares, rationales Bild des Problems. Die Methode ist einfach und mühelos, doch vor allen Dingen verspricht sie dauerhaften Erfolg. Es hat keinen Sinn, Sie aus einer Falle zu befreien, wenn Sie schon bald wieder hineintappen werden. Wir wollen, dass Sie für immer frei sind. Dazu müssen wir Ihre Einstellung ändern.

Wer an Übergewicht leidet, hält meist immer wieder Diät und nimmt dann doch wieder zu. Genauso ergeht es Rauchern und Trinkern, die noch nicht von der Easyway-Methode erfahren haben und deshalb immer wieder aufhören und anschließend wieder anfangen. Wer nur vorübergehend aufhört, hört gar nicht auf, sondern hängt nach wie vor am Haken, ist nach wie vor ein Sklave und nach wie vor unglücklich. In den Phasen, in denen Sie meinen, dass Sie Ihr Essverhalten unter Kontrolle haben, sind Sie noch unzufriedener als in den Phasen, in denen Sie zu viel essen, weil Sie immer noch nach Junkfood verlangen, es sich jedoch versagen.

Etliche Menschen machen sogar Scherze darüber, wie häufig sie aufhören und doch wieder anfangen. Damit vertuschen sie die Scham über die Erkenntnis, dass übermäßiges Essen unabänderlicher Teil ihres Alltags geworden ist. Da die Gehirnwäsche sie zu der Überzeugung verleitet hat, es sei ganz normal, dem Essen hilflos ausgeliefert zu sein, machen sie sich vor, deshalb seien sie bei anderen beliebt. Nur schade, dass sie sich dabei so schlecht fühlen!

Von klein auf macht die Gehirnwäsche uns weis, Junkfood bedeute Genuss oder einen Vorteil. Diesen Teil Ihrer Einstellung müssen wir ändern. Sie müssen erkennen:

JUNKFOOD BIETET IHNEN ABSOLUT KEINEN VORTEIL.

Vielleicht sind Sie davon noch nicht überzeugt, aber Sie sollten zumindest bereit sein, sich überzeugen zu lassen. Wenn dies nicht der Fall ist, haben Sie die zweite Anweisung nicht befolgt.

Jeder, der nicht auf einer einsamen Insel ohne Kontakt zur modernen Gesellschaft aufgewachsen ist, war der Gehirnwäsche ausgesetzt, doch nicht jeder isst übermäßig viel. Was also unterscheidet die einen von den anderen? Die offensichtliche Antwort lautet, dass die einen zu viel essen und die anderen nicht, aber das ist nicht die ganze Wahrheit. Interessant ist, warum die Gehirnwäsche bei manchen Menschen wirkt, bei anderen jedoch nicht.

Vielleicht haben Sie sich diese Frage schon selbst einmal gestellt. Wie ist es möglich, dass manche kein Interesse an den vermeintlichen Leckereien zeigen, denen Sie nicht wiederstehen können? Wieso empfinden sie nicht das gleiche Verlangen wie Sie selbst?

Genau das ist der grundlegende Unterschied zwischen Menschen, die sich einfach nicht zurückhalten können, und Menschen, die mühelos ablehnen: Wer nicht zu viel isst, hat kein Verlangen nach Junkfood – und zwar deshalb, weil er nicht in der Falle sitzt. Diese Menschen sind niemals in den Teufelskreis geraten.

DAS VERLANGEN WIRD DURCH
DIE SUCHT HERVORGERUFEN.

Schon bevor Sie in die Falle geraten, sind Sie der Gehirnwäsche ausgesetzt, doch keine Sucht zwingt Sie dazu, darauf hereinzufallen. Ob Sie süchtig werden oder nicht, wird durch eine Kombination aus verschiedenen Faktoren bestimmt. Jeder ist im Laufe seines Lebens unterschiedlichen Einflüssen ausgesetzt, und nur wenige Glückliche werden so beeinflusst, dass sie der ersten Versuchung widerstehen. Sie bilden die Minderheit, denn die überwiegende Mehrheit der Menschen lässt sich von der Gehirnwäsche verleiten und isst ein Leben lang Junkfood.

Außerdem gilt, dass auch Menschen, die in ihrer Jugend nicht auf die Gehirnwäsche hereinfallen, später im Leben trotzdem noch in die Falle geraten können. Nur weil sie zunächst verschont geblieben sind, heißt das nicht unbedingt, dass sie die Illusion durchschaut haben. Wenn sich ihre Lebensumstände ändern, ist es oft um sie geschehen.

Das Verlangen regt sich, wenn Sie in die Falle geraten sind. Die Illusion von Genuss habe ich bereits erläutert – dabei handelt es sich um das Nachlassen eines Verlangens, das Menschen, die nicht süchtig sind, gar nicht kennen. Deshalb erleben sie niemals die Illusion von Genuss und sehnen sich auch nicht nach Junkfood.

Um das Problem in den Griff zu bekommen und den Wunsch nach Junkfood abzustellen, müssen Sie das Verlangen beseitigen. Das gelingt nur, wenn Sie kein Junkfood mehr zu sich nehmen.

Sobald Sie diese geistige Verfassung erreicht haben, sind Sie weitaus weniger anfällig für die Gehirnwäsche als jemand, der noch nie im Leben an einer Essstörung gelitten hat. Bei diesen Menschen hat die falsche Information, Junkfood bedeute Genuss oder einen Vorteil, nach wie vor Bestand. Sie haben sich nur nicht weiter damit befasst, weil sie auch ohne vollkommen zufrieden sind. Allerdings könnten sich ihre Lebensumstände ändern. Es wäre möglich, dass sie sich nach einer traumatischen Erfahrung von Nahrungsmitteln Trost erhoffen und glauben, diese könnten Genuss oder die nötige Unterstützung liefern. Wenn Sie mit der Easyway-Methode aus der Falle entkommen sind, ist diese Überzeugung endgültig überwunden.

EASYWAY SETZT NICHT DARAUF, DASS DIE VERNUNFT DAS VERLANGEN UNTERDRÜCKT – DIE METHODE STELLT DAS VERLANGEN EIN FÜR ALLE MAL AB.

Wer immer wieder aufhört und dann doch wieder anfängt, kann das Verlangen nach Junkfood niemals ganz abstellen, deshalb haben Sie das Gefühl, auf etwas verzichten zu müssen, wenn Sie sich ihren kleinen Genuss versagen. Dieses Gefühl von Verzicht wird mit Hilfe der Willenskraft bekämpft, doch irgendwann lässt die Willenskraft nach. So oder so, die Falle macht Sie unglücklich: unglücklich, wenn Sie essen, und unglücklich, wenn Sie nicht essen.

Wenn Sie das Verlangen nach Junkfood abstellen, verschwindet das Gefühl, ein Opfer zu bringen. Wenn Sie meinen, das sei schwer, liegt es nur daran, dass Sie einen falschen Blick auf Nahrung haben. Das Verlangen nach Junkfood ist uns nicht angeboren, sondern wird durch Konditionierung erworben. Das geschieht ganz unmerklich und lässt sich genauso leicht wieder abstellen.

»Ich habe festgestellt: Wenn ich nur sehr frische, gesunde Nahrung zu mir nehme, habe ich kein Verlangen mehr nach Pizza und Burgern.«
Lauren Conrad, Modedesignerin und Schriftstellerin

EINE KLARERE PERSPEKTIVE

Wenn Sie dieses Buch durchgelesen haben, hat sich Ihre Einstellung so geändert, dass Sie immer, wenn Sie an Junkfood denken, kein Gefühl des Verzichts verspüren, sondern außer sich vor Freude sind, weil Sie so etwas nicht mehr essen müssen. Sie werden die Sucht nach Junkfood richtig durchschauen.

Es fällt uns ganz leicht, die Heroinfalle und ihre Folgen zu erkennen: SUCHT! UNFREIHEIT! ARMUT! ELEND! ENTWÜRDIGUNG! TOD! Nahrungsmittel werden nur selten in diesem Licht gezeigt. Man zeigt uns keine Opfer, deren Leben aufgrund von Diabetes, Fettleibigkeit, Krebs oder anderen Leiden, die durch übermäßiges Essen verursacht wurden, ein vorzeitiges Ende genommen hat, nein, man zeigt uns glückliche, schöne, lächelnde Menschen, die in vollen Zügen genießen, was das Leben zu bieten hat. Die Botschaft ist unmissverständlich: »Junkfood macht glücklich.«

Wenn man eine Botschaft nur hartnäckig genug verbreitet, prägt sie sich unweigerlich ein. Sie jedoch kennen die Wahrheit, deshalb lesen Sie dieses Buch. Sie haben am eigenen Leib erfahren, welchen Schaden ein falsches Essverhalten anrichtet. Es ist höchste Zeit, ein für alle Mal mit den Illusionen aufzuräumen, eine schlechte Ernährung nicht mehr als Genuss oder Hilfsmittel zu betrachten und sich auf die Wahrheit zu konzentrieren.

Wenn Sie beim Anblick einer Heroinsüchtigen erkennen, wie falsch sie mit dem Glauben liegt, der nächste Schuss werde alles in Ordnung bringen, sind Sie bereits auf dem besten Weg, Ihr eigenes Problem zu lösen. Dieses Buch soll Ihnen helfen, das Glück zu finden, das sich einstellt, wenn man sich von der Sklaverei des übermäßigen Essens befreit. Ich werde Ihnen deutlich machen, dass Junkfood Ihr Unglück keineswegs abstellen kann, sondern dieses Unglück vielmehr verursacht. Die Falle ist kein Gefängnis, aus dem es kein Entkommen gibt – die Flucht ist ganz einfach, wenn Sie auf die richtige Methode setzen.

Als Sie dieses Buch zur Hand nahmen, fassten Sie den Entschluss, Ihr Essverhalten zu ändern und sich nicht länger von Ihrer Nahrung kontrollieren zu lassen. Vielleicht hatten Sie diesen Punkt schon vor längerer Zeit erreicht, hatten jedoch nicht die richtigen Anweisungen, die ein Entkommen möglich machten. Wie alle Menschen, die zu viel essen, möchten Sie nicht mehr der Versuchung nachgeben, sondern wieder frei leben, ohne sich versklavt zu fühlen. Zudem wollen Sie nicht für den Rest Ihres Lebens Verzicht verspüren.

Im zweiten Teil dieses Buches werden Sie erfahren, wie Ihnen all das gelingt. Es mag jedoch sein, dass Sie noch nicht vollkommen überzeugt davon sind, dass Sie Erfolg haben werden. Vielleicht scheuen Sie sich vor dem Unbekannten und trauen sich nicht recht. Deshalb wollen wir zunächst auf etwaige Ängste eingehen, die Sie nach wie vor verspüren könnten.

ZUSAMMENFASSUNG

- Ihr Problem ist keine persönliche Schwäche oder eine magische Eigenschaft der Nahrung, nach der Sie verlangen. Es handelt sich um eine Falle.
- Der erste Schritt Richtung Freiheit besteht darin, die Falle zu erkennen, in der Sie stecken.
- Um dauerhaft zu entkommen, müssen Sie den Wunsch nach Junkfood abstellen.
- Wenn Sie erkennen, was es mit Nahrungsmitteln wirklich auf sich hat, verschwindet der Wunsch nach Junkfood.
- Sechste Anweisung: ZWEIFELN SIE NIEMALS AN IHREM ENTSCHLUSS AUFZUHÖREN!

11.

Angst

IN DIESEM KAPITEL

- DAS TAUZIEHEN
- ANGST VOR DEM SCHEITERN
- ANGST VOR DEM ERFOLG
- DAS KÖNNEN SIE GEWINNEN
- BESEITIGEN SIE ALLE ZWEIFEL

Angst kann eine starke Motivation darstellen, doch wenn entgegengesetzte Ängste an Ihnen zerren, wissen Sie nicht, wie Sie sich verhalten sollen und werden handlungsunfähig.

Während Sie immer tiefer in die Falle des Junkfoods geraten, bekommen Sie irgendwann Angst vor den körperlichen Schäden, die Sie sich zufügen. Ihnen wird klar, dass Sie die Kontrolle über Ihr Essverhalten verloren haben, und Sie erkennen, dass es so nicht weitergehen kann. Diese Angst ist sehr stark und führt häufig zu dem Versuch, etwas zu ändern. Erfolg hat das jedoch nur selten, da gleichzeitig noch eine weitere Angst vorhanden ist: die Angst vor einem Leben ohne Ihre kleine Stütze.

Wenn Sie sämtliche Mythen über Junkfood glauben – dass es köstlich schmeckt, dass es preiswerter ist, dass es Trost spendet und glücklich macht –, sind Sie zwangsläufig überzeugt davon, dass das Leben ohne Junkfood leer und schwierig sein muss. Deshalb sind alle Junk-Esser in einem Tauziehen der Angst gefangen: Sie haben Angst, weiter so zu essen wie bisher, und Angst, damit aufzuhören.

Um sich leicht, mühelos und dauerhaft zu befreien, müssen wir alle Ängste, die sich um das Thema Essen drehen, abstellen.

Angst sollte nicht als Feind gesehen werden. Sie ist ein natürlicher Instinkt, der uns vor echten Gefahren schützt, indem sie Hormone freisetzt, die uns schneller, aggressiver und stärker machen. Doch unser Intellekt bewirkt, dass wir uns auch vor Gefahren fürchten, die gar nicht existieren. Wie trösten wir jemanden, der besorgt aussieht? »Keine Angst, das wird schon nicht passieren!« Wir ängstigen uns leicht vor eingebildeten Gefahren und können uns von diesen Ängsten so stark vereinnahmen lassen, dass wir den Blick für die Realität verlieren.

Dass wir uns schlimme Szenarien ausmalen können,

zählt zu den großen Vorteilen des menschlichen Intellekts. Wir nennen das Vorausschau. So können wir Gefahrenpotential erkennen und uns entsprechend schützen. Aber was, wenn Ihre projizierten Ängste auf falschen Informationen beruhen? Stellen Sie sich nur einmal vor, Sie lesen eines Tages, dass rote Früchte Krebs verursachen. Dann würden Sie vermutlich keine solchen Früchte mehr zu sich nehmen. Außerdem würden Sie sich Sorgen machen, ob Sie sich vielleicht im Laufe der Jahre bereits Schäden zugefügt haben. Die Fehlinformationen hätten nicht nur zur Folge, dass Sie sich etwas versagen, das wichtig für Ihr Wohlbefinden ist, sondern sich auch unnötig ängstigen.

Wir Verbraucher werden mit so vielen unterschiedlichen Informationen über Dinge, die angeblich gut oder schädlich sind, bombardiert, dass wir kaum unterscheiden können, welche Ängste ernst zu nehmen sind und welche man außer Acht lassen kann. Das bewirkt, dass wir gar nicht mehr reagieren, von widersprüchlichen Ängsten wie gelähmt sind.

»Ich halte ungesundes Essen für sehr teuer. Eine gesunde Ernährung ist die einzige Alternative, die wir uns leisten können.«
Marcus Samuelsson, Koch

Laut der *National Eating Disorders Association*, die sich mit Essstörungen befasst, ist die durchschnittliche Amerikanerin 1,62 m groß und wiegt 63 Kilo. Das durchschnittliche amerikanische Model misst dagegen 1,80 m bei 53 Kilo. Models sind das Ideal, dem alle Frauen nacheifern, und folglich sind viele mit ihrem Aussehen unzufrieden. Essstörungen wie Magersucht, Bulimie oder Fressattacken treten in erster Linie bei Jugendlichen oder jungen Erwachsenen auf und betreffen häufiger weibliche Personen als männliche. Bei einer Essstörung geht es nicht nur um die Ernährung. Mit der Nahrungsaufnahme sollen andere Gefühle kontrolliert werden, die Überhand zu nehmen drohen. So gehen Essstörungen häufig mit einem geringen Selbstwertgefühl, Depressionen oder Angststörungen einher.

Der gesellschaftliche Druck, schlank zu sein, bringt Frauen an ihre Grenzen. Sobald Sie das verstanden haben und erkennen, dass es weitaus besser ist, man selbst zu sein, als anderen nachzueifern, bekommen Sie Ihr Leben wieder in den Griff und lernen, sich gesund zu ernähren und das richtige Gewicht zu erreichen – das Gewicht, das zu Ihnen passt.

ANGST VOR DEM SCHEITERN

Alle, die schon einmal vergeblich versucht haben, ihr Gewicht zu reduzieren, wissen, dass man danach noch tiefer in der Falle steckt als zuvor. Sie haben sicher schon einmal in einem Film gesehen, dass ein Gefangener in eine Zelle geworfen und die Tür hinter ihm verriegelt wurde. Zuallererst läuft dieser arme Mensch dann zur Tür und rüttelt am Griff. Das bestätigt, was er schon ahnte: Er ist wirklich eingeschlossen. Der vergebliche Versuch, das Gewicht zu reduzieren, hat die gleiche Wirkung und verstärkt die Überzeugung, dass man in einem Gefängnis steckt, aus dem es kein Entkommen gibt.

Diese Erfahrung ist niederschmetternd. Eine Süchtige, die sich einredet, sie werde eines Tages freikommen, nur noch nicht sofort, kann sich mit der Überzeugung trösten, dass ihr die Flucht zu gegebener Zeit gelingen wird. Wer jedoch mehrmals vergeblich entkommen wollte, kann sich nichts mehr vormachen. Viele Menschen kommen zu dem Schluss, dass sie dieses Elend am besten vermeiden, indem sie die Flucht gar nicht erst versuchen. Solange sie niemals an der Gefängnistür rütteln, hat die Überzeugung Bestand, man könne sie einfach öffnen, wenn man nur wolle.

Das ist die verzerrte Logik der Sucht – ein Fluchtversuch bestätigt lediglich, dass kein Entrinnen möglich ist. Sie erkennen sicher, wie entmutigend diese Denkweise ist, und dennoch machen sich viele Millionen intelligente Menschen weiterhin vor, dies sei die beste Strategie. Sie quälen sich lieber weiter mit ihrem Übergewicht herum, statt ein jämmerliches Scheitern in Kauf zu nehmen. Dabei ist ihnen nicht klar, dass die Tür nur geschlossen bleibt, wenn man sie mit der falschen Methode öffnen will.

Wovor fürchten Sie sich? Dass Sie Ihr Übergewicht nicht loswerden? Die Angst vor dem Versagen ist also die Angst davor, weiterhin Übergewicht zu haben. Sie haben aber doch bereits Übergewicht! Folglich fürchten Sie etwas, das bereits eingetreten ist. Wenn Sie weiterhin keinen Fluchtversuch wagen, werden Sie sich unweigerlich ein Leben lang als Versagerin fühlen.

Das wäre so, als würde eine Nachwuchsschauspielerin niemals für eine Rolle vorsprechen, weil sie eine Absage fürchtet. Welche Chance hat sie damit auf eine Zusage? Absolut keine.

INDEM SIE SICH VOR DER ANGST VOR DEM SCHEITERN SCHÜTZEN, SORGEN SIE DAFÜR, DASS SIE UNWEIGERLICH SCHEITERN.

Für eine Schauspielerin, die tatsächlich für eine Rolle vorspricht, ist die Angst vor dem Scheitern eine positive Sache. Sie sorgt dafür, dass sie sich richtig konzentriert, ihren Text ordentlich lernt und fleißig übt, und verleiht ihr eine Energie, die sie mitreißend wirken lässt. Das gilt für uns alle: Wenn sie in die richtigen Bahnen gelenkt wird, kann die Angst vor dem Scheitern unsere Fähigkeiten steigern.

Wenn Sie versuchen, Ihr Essverhalten zu ändern, geben Sie sich selbst die Chance auf Erfolg. Und wenn Sie diesen Versuch mit der Easyway-Methode starten, stehen Ihre Chancen außerordentlich gut. Sie können gar nicht scheitern, wenn Sie sämtliche Anweisungen in der richtigen Reihenfolge von Anfang bis zum Ende befolgen.

»In unserer schnelllebigen Kultur haben wir verlernt, wie man gut isst. Nahrung ist oft nur noch ein Treibstoff, den wir hinunterschlingen, während wir uns mit anderem beschäftigen – im Internet surfen, Autofahren, draußen herumlaufen. Mahlzeiten am Schreibtisch sind an vielen Arbeitsplätzen längst die Norm. Dieses Tempo fordert seinen Tribut. Fettleibigkeit, Essstörungen und Mangelernährung sind weit verbreitet.«

Carl Honore, Autor von *In Praise of Slow*

ANGST VOR DEM ERFOLG

Die Angst vor dem Scheitern kann bewirken, dass Sie gar nicht erst versuchen, Ihr Essverhalten zu ändern, ein viel größeres Problem ist jedoch die Angst vor dem Erfolg. Vielleicht fragen Sie sich, warum man davor Angst haben sollte. Sehnt sich nicht jeder nach Erfolg?

Das kommt ganz darauf an, was für Sie persönlich Erfolg bedeutet. Menschen, die eine lange Haftstrafe abgesessen haben, begehen oft schon bald nach der Entlassung wieder eine Straftat. Man könnte meinen, es handele sich eben um gewohnheitsmäßige Verbrecher, die aus ihren Fehlern nichts gelernt haben. Uns erscheint es verrückt, sich direkt wieder ins Gefängnis zu befördern, wenn man doch endlich nach so vielen Jahren freigekommen ist, doch viele Langzeithäftlinge kennen kein anderes Leben. Die Aussicht, sich allein in der Welt da draußen zurechtfinden zu müssen, ist so furchteinflößend, dass sie freiwillig wieder straffällig werden, nur damit sie so schnell wie möglich wieder ins Gefängnis dürfen.

Sie sehnen sich nach der »Sicherheit« der Zelle. Das Leben in Freiheit ist für sie fremd und furchteinflößend: Dort gelten nicht die gleichen Regeln und Abläufe, dort kennen sie sich nicht aus, und mit dieser Situation sehen sie sich überfordert.

Ist man süchtig nach Junkfood, so erscheint die Aussicht auf ein Leben ohne die kleine Stütze ebenfalls furchteinflößend. Man hat Sie davon überzeugt, dass Junkfood Trost spendet und glücklich macht, dass es köstlich schmeckt und eine Belohnung darstellt. Außerdem glauben Sie, man müsse ein schreckliches Trauma durchmachen, um sich zu befreien, und könne ohne Junkfood niemals so glücklich und erfüllt sein wie im Augenblick.

Ihnen wurde weisgemacht, es sei langweilig, sein Essverhalten zu kontrollieren. Obwohl Sie ganz genau wissen, wie unglücklich übermäßiges Essen macht, sehen Sie es vielleicht als Teil Ihrer Identität. Der gesellige Vielfraß. Die gemütliche Dicke. Schluss damit! Ihre Freunde mögen Ihr Übergewicht nur deshalb, weil sie im Vergleich zu Ihnen schlank wirken.

Die Angst vor Erfolg beruht auf sämtlichen Illusionen, mit denen wir uns bereits beschäftigt haben. Wenn Sie befürchten, das Leben ohne Junkfood könne langweilig und beschwerlich sein, haben Sie die Illusionen noch nicht durchschaut und sind nach wie vor überzeugt davon, dass solche Nahrungsmittel Genuss oder einen Vorteil bedeuten. Wenn Sie sämtliche Anweisungen befolgt und alles bisher Gelesene verstanden haben, wissen Sie, dass Junkfood keinerlei Nutzen hat und Sie rein gar nichts »aufgeben«, wenn Sie es künftig nicht mehr zu sich nehmen. Ganz im Gegenteil: Sie sichern sich wunderbare Vorteile, zum Beispiel, dass Sie künftig nicht mehr von zwei Ängsten gleichzeitig verzehrt werden.

DAS TAUZIEHEN GEWINNEN

Bei jeder Sucht ist Angst die Kraft, die Sie in der Falle hält und Sie nicht loslässt, wohin Sie sich auch wenden. Wenn Sie kein Junkfood essen, leiden Sie an dem Gefühl der Leere und Unsicherheit, das Panik hervorruft und Sie glauben lässt, ein Leben ohne Junk sei unerträglich. Essen Sie dagegen Junkfood, fühlen Sie sich aufgebläht, dick und unattraktiv und wünschen sich, Sie könnten sich anders ernähren. Außerdem macht es Ihnen Angst, dass Sie Ihr Essverhalten nicht im Griff haben.

Schon allein die Angst, für den Rest des Lebens – wie lang oder kurz das sein mag – Sklave des Junkfoods zu bleiben, sollte Sie dazu bewegen, Ihre Situation zu ändern, doch die Angst vor dem Scheitern und die Angst vor dem Erfolg halten Sie in der Falle. Die Lage mag Ihnen hoffnungslos erscheinen, doch in Wirklichkeit ist ein Entkommen ganz einfach, weil all diese Ängste die gleiche Ursache haben: Junkfood.

Die Lösung ist ganz offensichtlich:

MIT DEM JUNKFOOD VERSCHWINDET
AUCH DIE ANGST.

Was geschieht mit Ihren Ängsten, wenn Sie kein Verlangen nach Junk mehr verspüren?

- Ihre Angst vor den schädlichen Folgen einer Junkfood-Ernährung verschwindet, weil Sie diese Ernährungsweise abstellen.
- Die Illusion von Genuss verschwindet, und Sie müssen das Leben ohne Junk nicht mehr fürchten. Mit anderen Worten: Die Angst vor dem Erfolg hat ein Ende.
- Sie erkennen, dass das Aufhören ganz einfach ist, und Ihre Angst vor dem Scheitern verschwindet.
- Ihre Gesundheit bessert sich, Sie werden voller Energie sein und sich viel leichter entspannen können.

Vielleicht meinen Sie: »Moment – die Lösung für mein Gewichtsproblem besteht also darin, kein Junkfood mehr zu essen? Das war mir schon lange klar!«

Genau das will ich sagen, und ich stimme Ihnen zu, dass diese Lösung ganz offensichtlich ist. Aber wieso erkennen das so viele Menschen nicht? Wenn Sie auf Junkfood verzichten, weil Sie glauben, das sei besser für Sie, reagieren Sie auf eine Angst. So haben Sie keinen Erfolg, weil Sie nach wie vor davon überzeugt sind, dass Sie ein Opfer bringen. Wenn Sie dagegen kein Junkfood mehr essen, weil Sie kein Verlangen mehr danach haben, müssen Sie auf gar nichts reagieren. Das ist kinderleicht.

Vermutlich haben Sie kein Verlangen danach, sich eiskaltes Wasser über den Rücken zu schütten, aber Sie müssen auch keine Willenskraft aufbringen, um sich daran zu hindern. So etwas kommt Ihnen vermutlich nicht einmal in den Sinn. Etwas, nach dem man kein Verlangen hat, lässt sich ganz leicht vermeiden.

Dieses Buch will Ihnen beim Abnehmen helfen – das gelingt Ihnen, wenn Sie kein Junkfood mehr essen. Doch im Gegensatz zu anderen Methoden beschränkt sich Easyway nicht auf diese Anweisung. Wir wollen, dass Sie aus einem ganz einfachen Grund Schluss mit dem Junkfood machen, nämlich weil Sie absolut kein Verlangen mehr danach haben. Das erreichen Sie, wenn Sie erkennen:

ES GIBT NICHTS ZU BEFÜRCHTEN!

»Einer meiner Ärzte hatte eine tolle Metapher für mich: Wenn ein Fisch in einem schmutzigen Aquarium lebt und krank wird, lassen Sie ihm dann beim Tierarzt eine Flosse amputieren? Nein, Sie reinigen das Wasser. Also habe ich meinen Körper gereinigt. Mit rohem Gemüse aus biologischem Anbau, Nüssen und gesunden Fetten versorge ich mich mit reichlich Enzymen, Vitaminen und Sauerstoff.«

Kris Carr, Schriftsteller

Das soll das vorliegende Kapitel bewirken: Sie sollen erkennen, welche Ängste Sie in der Falle gefangen halten, und begreifen, dass diese Ängste von selbst verschwinden, wenn Junkfood in Ihrem Leben keine Rolle mehr spielt. Junkfood ist kein Genuss und kein Vorteil, den Sie künftig um der Gesundheit willen opfern müssen, sondern Ihr Todfeind, der Ihnen rein gar nichts bringt. Das wissen Sie ganz instinktiv, weil es Sie schon lange unglücklich macht, also seien Sie unvoreingenommen und verlassen Sie sich auf Ihren Instinkt.

Wenn Sie eine Ahnung davon bekommen könnten, wie es Ihnen nach dem Entkommen aus der Falle geht, würden Sie sich ungläubig fragen: »Werde ich mich wirklich so gut fühlen?« Ihre Ängste werden Vergangenheit sein, und Sie werden unglaubliche Energie und Kraft verspüren. Diesen Zustand hat die Natur für uns vorgesehen. Unglück und Antriebslosigkeit dagegen sind ungesund und durch eine schlechte Ernährung bedingt.

Wenn Sie dieses Gefühl der Begeisterung nicht von früheren Aufhörversuchen kennen, liegt das daran, dass Sie in der Vergangenheit auf Willenskraft setzen mussten. Tief in Ihrem Inneren waren Sie nach wie vor überzeugt davon, ein Opfer bringen zu müssen, deshalb haben Sie niemals die Freude verspürt, die man empfindet, wenn man endgültig frei ist. Wir haben bereits wiederholt darauf hingewiesen, dass die Methode Willenskraft nicht zum Erfolg führt. Nun werden Sie erfahren, warum genau das so ist.

ZUSAMMENFASSUNG

- Wer Junkfood isst, wird in einem Tauziehen der Angst hin- und hergerissen.
- Wenn Sie der Angst vor dem Scheitern nachgeben, ist Ihr Scheitern garantiert.
- Die Angst vor dem Erfolg beruht auf Illusionen.
- Ohne Junkfood nimmt auch die Angst ein Ende.
- Machen Sie sich klar, welche Vorteile Sie sich sichern. Sie haben nichts zu befürchten.

12.

Willenskraft

IN DIESEM KAPITEL

- EINE ANDERE SICHTWEISE
- SIND SIE IMMER WILLENSSCHWACH?
- GEWOHNHEIT ODER SUCHT
- DIÄTVERSUCHE ANDERER

Abnehmen gilt vor allem deshalb als schwer, weil sich hartnäckig die Überzeugung hält, man könne ohne Willenskraft kein Gewicht verlieren.

Die meisten Frauen, die Gewicht verlieren wollen, sind überzeugt davon, das sei sehr schwer. Außerdem sind sie überzeugt davon, sie könnten nur dann Erfolg haben, wenn sie sich als besonders willensstark erweisen – also starten sie ihren Abnehmversuch mit höchster Willenskraft und empfinden ihn als ungeheuer schwer. Daraus ziehen sie den Schluss, es fehle ihnen an der nötigen Willenskraft zum Abnehmen.

Sie sollten die Situation jedoch einmal aus einem anderen Blickwinkel betrachten. Wenn diese Frauen, denen das Abnehmen schwerfällt, auf Willenskraft setzen, könnte das nicht bedeuten, dass eben diese Willenskraft den Aufhörversuch so schwer macht?

Leider sehen die meisten Frauen, die mit der Methode Willenskraft beim Abnehmen scheitern, das Problem nicht aus dieser Perspektive. Wieso sollten sie auch? Alle Einrichtungen, die mit unserer Ernährung zu tun haben, von Behörden und medizinischen Institutionen bis hin zur Lebensmittelindustrie, reden ihnen ein, eine Ernährungsumstellung erfordere Willenskraft.

Wer sein Essverhalten mit der Methode Willenskraft ändern will, kann das Tauziehen der Angst niemals für sich entscheiden. Auf der einen Seite weiß der rationale Verstand, dass Junkfood schlecht ist, weil es Übergewicht verursacht, Energie raubt, krank macht, das Leben kontrolliert und Elend und Unglück hervorruft. Auf der anderen Seite gerät das süchtige Gehirn in Panik, wenn es sich vorstellt, auf die kleine Stütze verzichten zu müssen. Dieser Konflikt macht das Aufhören so schwer. Ob Sie Junk essen oder nicht – Sie bleiben in jedem Fall unglücklich. Ohne Junk empfinden Sie ein Gefühl von

Verzicht, wenn Sie jedoch Junkfood essen, wünschen Sie sich, Sie täten das nicht.

Mit der Methode Willenskraft müssen Sie sich auf sämtliche Gründe konzentrieren, die für ein Aufhören sprechen, und hoffen, dass Sie lange genug durchhalten, bis das Verlangen irgendwann verschwindet. Solange Sie jedoch davon überzeugt sind, Junkfood bedeute Genuss oder einen Vorteil, hat das Verlangen weiterhin Bestand.

Der Schlüssel liegt darin, das Verlangen nach Junkfood abzustellen. Wenn Sie das tun, ist das Aufhören so leicht wie das Öffnen einer Tür. Wenn Sie jedoch bei einer Tür ohne Klinke gegen die falsche Seite drücken, also dort, wo die Scharniere sitzen, stellen Sie fest, dass auch die einfachsten Dinge sehr schwer sein können, wenn man sie falsch angeht. Die Tür rührt sich vielleicht ein klein wenig, doch aufschwingen wird sie nicht. Dazu ist ein enormes Maß an Anstrengung und Entschlossenheit nötig. Drücken Sie dagegen an der richtigen Seite, öffnet sich die Tür ohne weiteres.

ABNEHMEN MIT DER METHODE WILLENSKRAFT IST, ALS WÜRDE MAN VERSUCHEN, EINE TÜR AUF DER SCHARNIERSEITE AUFZUDRÜCKEN.

Wenn Willenskraft erforderlich ist, besteht zwangsläufig ein Willenskonflikt. Sie wünschen sich, Sie könnten mit dem Junkfood aufhören, wollen jedoch nicht ohne Junkfood leben. Dieser Konflikt lässt sich nicht durch reine Willenskraft lösen, sondern nur, wenn man eine Seite des Tauziehens abstellt: das Verlangen nach Junkfood.

SIND SIE IMMER WILLENSSCHWACH?

Sie versuchen also vergeblich, mit der Methode Willenskraft aufzuhören, und Ihr Scheitern führen Sie nicht auf die Methode zurück, sondern darauf, dass es Ihnen an Willensstärke fehlt. Viele Frauen nimmt das sehr mit, da sie in anderen Lebenslagen sehr stolz auf ihre Willensstärke sind. Sie ziehen Kinder groß, leiten ein Unternehmen, regieren ein Land – manchmal sogar alles gleichzeitig! –, doch beim Anblick eines Kuchens werden sie auf der Stelle schwach.

Wie kann es sein, dass man in einem Lebensbereich sehr willensstark ist, in einem anderen dagegen willensschwach? Macht die Willenskraft da wirklich Unterschiede?

Frauen, die sich von Junkfood ernähren, mussten sich diese Vorliebe oft mit starkem Willen erkämpfen – insbesondere, wenn sie beispielsweise Austern, Schimmelkäse, Kaffee oder Alkohol mögen. Man braucht Willensstärke, um diese Dinge zu sich zu nehmen, ohne sich zu übergeben. Erinnern Sie sich, dass ich erläutert habe, dass man sich Geschmack abgewöhnt? Das verlangt Durchhaltevermögen und Entschlossenheit.

An viele der Speisen und Getränke, die wir für unsere Favoriten halten, muss man sich anfangs erst gewöhnen. Die natürliche Abwehrreaktion des Körpers bemüht sich nach Kräften, schädliche Substanzen auszustoßen. Doch da uns die Gehirnwäsche zu der Überzeugung verleitet hat, diese Nahrungsmittel bedeuten Genuss, zwingen wir uns dazu, daran Gefallen zu finden. Um die natürliche Abneigung gegen Gifte wie Koffein, Alkohol und Nikotin zu überwinden, ist ungeheure Willenskraft erforderlich.

Und ist es nicht der Wille, weiterhin Junk zu konsumieren, der Sie dazu bringt, Ihre Ernährung trotz aller überzeugenden Argumente nicht zu ändern? Wenn Sie einmal genau überlegen, spricht vieles dafür, dass Menschen, die zu viel essen, keineswegs einen schwachen, sondern vielmehr einen sehr starken Willen haben.

Gleiches gilt für Raucher und Trinker – und für alle anderen Süchte: Man braucht einen starken Willen, um seine Abscheu zu überwinden und in die Falle zu geraten, und es braucht einen starken Willen, trotz der vielen guten Gegenargumente in der Falle zu bleiben. Natürlich werden manche Menschen dann letztendlich Raucher, Trinker und Junk-Esser.

Es besteht durchaus ein Zusammenhang zwischen verschiedenen Formen der Sucht, doch diese sind keineswegs ein Hinweis auf mangelnde Willenskraft. Ganz im Gegenteil, sie sprechen vielmehr für einen starken Willen. Die Gemeinsamkeit besteht darin, dass all diese Fallen durch Gehirnwäsche entstanden sind. Und ein ganz wichtiges Element der Gehirnwäsche ist die Behauptung, für das Aufhören sei Willenskraft erforderlich.

SÜCHTIG NACH LEBENSMITTELN?

Bislang wurde »Sucht« in erster Linie in Bezug auf Drogen oder Alkohol verwendet, doch wenn Ihre Nahrungsaufnahme zur Folge hat, dass Sie kein normales, gesundes Leben mehr führen können, sollten Sie sich einige Fragen stellen.

- Denken Sie ständig an Essen?
- Machen Sie falsche Angaben über das, was Sie gegessen haben?
- Essen Sie heimlich?

- Essen Sie, obwohl Sie gar nicht hungrig sind?
- Essen Sie, um sich aufzumuntern, wenn Sie sich nicht wohlfühlen?
- Möchten Sie bestimmte Dinge nicht mehr essen, können aber nicht damit aufhören?
- Haben Sie auch nach einer Mahlzeit noch Verlangen nach bestimmten Nahrungsmitteln?
- Haben Sie ein schlechtes Gewissen, nachdem Sie bestimmte Nahrungsmittel gegessen haben?
- Erfinden Sie Ausreden für das, was Sie essen?
- Haben Sie schon einmal versucht, bestimmte Regeln für Ihr Essverhalten aufzustellen, die Sie aber nicht einhalten konnten?

ANGEWOHNHEIT ODER SUCHT?

In diesem Buch bezeichne ich übermäßiges Essen durchweg als Sucht. Diese Sichtweise ist ganz wichtig, denn allzu oft wird dieses Problem als »bloße Angewohnheit« abgetan. Angewohnheiten betrachten wir als harmlose Schwächen, die wir ganz einfach abstellen können, wenn wir nur wollen. Das wird dem Ausmaß des Problems nicht gerecht und lässt außer Acht, wie die Falle funktioniert.

Eine Angewohnheit ist etwas, das wir im Griff haben und deshalb jederzeit ändern können. Eine Sucht dagegen ist ganz eindeutig erheblich ernster und lässt sich nicht mit bloßer Willenskraft überwinden.

Wer gern Junkfood isst, gilt oft als Mensch, der einer Versuchung nicht widerstehen kann. Aber kann das erklären, weshalb manche Frauen einhundert Kilo auf die Waage bringen, ohne das ändern zu wollen? Glauben Sie wirklich, irgendjemand sei gerne fettleibig? Es geht hier um viel mehr als nur um die Versuchung.

Eine Versuchung ist der Wunsch, etwas zu tun, das wirklich Freude bereitet. Niemand hat Freude daran, übermäßig viel oder Junkfood zu essen. Das macht unglücklich. Man wünscht sich, man könnte es ändern, ist dazu jedoch nicht in der Lage. Die Macht, die Sie gefangen hält, ist nicht etwa die Versuchung, sondern die Sucht.

Dass Sie zu viel essen, ist keine bloße Angewohnheit, und Sie können Ihr Verlangen nicht durch Willenskraft abstellen. Um das Verlangen dauerhaft loszuwerden, müssen Sie die Ursache abstellen.

DAS VERLANGEN NACH JUNKFOOD ENTSTEHT,
WENN MAN JUNKFOOD ISST.

MIT EIGENEN WORTEN: CHARLOTTE

Nach dem Schulabschluss wollte ich Chemietechnikerin werden, und die erste Uni, die ich aufsuchte, teilte mir im Vertrauen mit, sie würde keine Frauen für technische Studiengänge zulassen. Damit bekam ich zum ersten Mal richtig zu spüren, wie schwer man es noch in den 1990er Jahren als Frau hatte. Meinen Traum gab ich trotzdem nicht auf, sondern war daraufhin noch fester entschlossen, es zu schaffen. Ich bekam einen Studienplatz an einer anderen, aufgeschlosseneren Universität, machte meinen Abschluss und fand sofort einen Job. Ich war die einzige Frau in einer fünfzehnköpfigen Abteilung und galt dort als Exotin. Ich glaube, die Männer wussten nicht recht, wie sie damit umgehen sollten, aber ich sorgte dafür, dass ich immer stark blieb, und ließ mich von Vorurteilen nicht bremsen. Bei der Arbeit stand ich oft ganz schön unter Druck, machte viele Überstunden, gelegentlich auch am Wochenende, und hielt mich dabei mit Snacks über Wasser. Ich gönnte mir immer ein paar Süßigkeiten zwischendurch, dann aß ich irgendwann jeden Tag ein Stück Kuchen zum Kaffee. Schon bald wurden daraus zwei Stücke, wenn ich in der Pause

Appetit auf etwas Süßes hatte, und im Handumdrehen hatte ich fünfundzwanzig Pfund zugenommen!

Als ich mit Ende zwanzig meinen Mann kennenlernte, hieß ich bei allen Freunden und Kollegen »Pummelchen«. Ich war dick und kugelrund geworden, und alle dachten, das mache mir nichts aus, weil ich mir nichts anmerken ließ. Insgeheim war ich jedoch todunglücklich. Bei meiner Hochzeit wollte ich allen mein wahres Ich zeigen und schaffte es tatsächlich, fünfundzwanzig Pfund abzunehmen. Dazu brauchte ich all meine Willenskraft, und sobald ich das Hochzeitskleid abgestreift hatte, ging ich wieder auseinander.

Ich weiß noch, wie ich mich eines Tages im Spiegel betrachtete und hemmungslos weinen musste. Das Gesicht meines jüngeren, schlankeren Ichs war noch zu erkennen, doch rundherum lag dieser massige Körper, als steckte ich in einem Fatsuit. Ich schwor mir, den Speck ein für alle Mal loszuwerden, und begann wieder eine Diät. Das war eine entsetzliche Qual. Ich aß nur magere Rationen fader Kost, hielt aber immerhin sechs Monate durch, was mir viel Beifall von anderen Menschen einbrachte, die nicht ahnten, wie sehr ich litt. Aber ich konnte nicht ewig so weitermachen, also wurde ich irgendwann schwach und legte zu meinem Entsetzen innerhalb weniger Wochen alles wieder zu.

Ich konnte selbst nicht glauben, wie ich mich in Sachen Ernährung verhielt. Es war, als wäre ich besessen! Offenbar war ich nicht mehr in der Lage, Nein zu sagen. Ich schämte mich für meine Schwäche und wurde sehr deprimiert, was mein Essverhalten noch weiter verschlimmerte. Ich war überzeugt davon, ich sei zu lebenslanger Fettleibigkeit verdammt. Dazu passte allerdings nicht, dass ich beruflich sehr erfolgreich war und Teams von Mitarbeitern leitete, denen es früher nicht im Traum eingefallen wäre, mit einer Frau auch nur zusammenzuarbeiten. Gleichzeitig war ich jedoch nicht stark genug, einem Schokoriegel zu widerstehen!
Erst als ich die Easyway-Methode von Allen Carr entdeckte, wurde mir die Antwort klar. Ich versuchte, mit Willenskraft ein Problem zu lösen, für das ein vollkommen anderer Ansatz nötig war. Je verzweifelter ich versuchte, mich mit Willenskraft aus der Falle zu befreien, desto tiefer geriet ich hinein. Sobald ich das Problem ohne Willenskraft anging, fiel es mir unglaublich leicht, mein Essverhalten zu ändern, und die Pfunde purzelten im Nu!
Ich bin Allen Carr unendlich dankbar. Nur er wies mich darauf hin, dass sich mein Problem mit Willenskraft nicht lösen ließ. Und nur er hatte Recht.

Man braucht einen starken Willen, um etwas zu tun, das sämtlichen Instinkten widerspricht. Denken Sie nur daran, was Sie alles auf sich nehmen, um Ihr Verlangen nach Junkfood zu stillen – all das wäre nicht möglich, wenn Sie nicht willensstark wären. Wie reagieren Sie, wenn man Ihnen sagt, Sie sollen weniger essen? Neigen Sie nicht dazu, dann aus Trotz genau das Gegenteil zu tun? Würden Sie das nicht als willensstark bezeichnen? Die Welt ist voll von willensstarken Menschen mit Übergewicht. Man schafft es nicht an die Spitze eines Wirtschaftskonzerns, wenn man einen schwachen Willen hat. Dazu braucht man Entschlossenheit, Durchhaltevermögen und Fleiß. Wie kann es also sein, dass jemand, der die Willenskraft hat, in seinem Fachgebiet zu den Besten zu zählen, zu willensschwach ist, um auf Junkfood zu verzichten? Die Antwort ist ganz offensichtlich:

MAN BRAUCHT KEINE WILLENSKRAFT,
UM DIE SUCHT ZU ÜBERWINDEN.

Oft sind es sogar die besonders Willensstarken, denen es sehr schwerfällt, mit der Methode Willenskraft Erfolg zu haben – denn wenn sich die Tür nicht öffnet, geben sie nicht auf, um nach einer leichteren Methode zu suchen, sondern zwingen sich dazu, immer weiter gegen die Scharniere zu drücken, bis sie nicht mehr können.

Mit der Easyway-Methode erreichen Sie Ihr Ziel, sobald Sie Ihr Verlangen nach Junkfood abstellen und Junk aus Ihrer Ernährung streichen. Sie stellen das Verlangen ab, indem Sie sich klarmachen, dass Junkfood keinerlei Vorteile bringt und dass ein Leben ohne solche Nahrungsmittel kein Grund zur Sorge ist. Mittlerweile sollten Ihnen diese beiden Punkte vollkommen klar sein. Solange Sie glauben, dass Sie ein Opfer bringen, werden Sie niemals Ihr Ziel erreichen.

Die Methode Willenskraft macht das Entkommen nicht nur schwerer, sondern ermutigt Sie sogar zum Verbleib in der Falle, denn:

- Sie fördert den Mythos, ein Entkommen sei schwer, und verstärkt damit Ihre Angst.
- Sie ruft ein Gefühl von Verzicht hervor, das Sie auf die übliche Weise lindern wollen – indem Sie Junkfood essen.

Wenn es Ihnen nicht gelingt, Ihr Essverhalten mit der Methode Willenskraft zu ändern, wird jeder weitere Aufhörversuch umso schwerer, da sich die Überzeugung verstärkt hat, Ihr Problem lasse sich nicht lösen. Manche Menschen, die mit der Methode Willenskraft scheitern, sagen, sie hätten enorme Erleichterung verspürt, als sie erstmals schwach wurden, doch dabei seien sie nicht glücklich, sondern vielmehr sehr unglücklich gewesen. Wer behauptet, das sei ein Genuss, verwechselt Genuss mit der Erleichterung, die sich einstellt, wenn Schmerzen nachlassen. Niemand denkt: »Super! Endlich sitze ich wieder in der Junkfood-Falle!« Das ist kein Genuss, sondern eine äußerst verstörende Erfahrung, die mit Schuldgefühlen, Scham, Angst und Hoffnungslosigkeit einhergeht.

DIÄTVERSUCHE ANDERER

Sie werden immer wieder andere Menschen erleben, denen es offenbar gelungen ist, mit der Methode Willenskraft abzunehmen. Deren Beispiel kann sich negativ auf Ihre Absicht, Gewicht zu verlieren, auswirken. In der Regel lassen sich diese Personen in zwei Lager aufteilen: Es gibt die Angeber und die Heulsusen. Entweder brüsten sie sich damit, welche Opfer sie bringen, oder sie jammern deswegen. Beide Gruppen verstärken den Mythos, man müsse ein Opfer bringen, um sich von Junkfood und übermäßigem Essen zu befreien.

SIEBTE ANWEISUNG: IGNORIEREN SIE SÄMTLICHE RATSCHLÄGE, DIE EASYWAY WIDERSPRECHEN.

Das ist ganz wichtig, denn wer angeblich mit der Methode Willenskraft abgenommen hat, ist nur zu erpicht darauf, seine Weisheiten mit Ihnen zu teilen. Diese Leute sind sehr stolz darauf, dass sie sich so angestrengt haben und damit zumindest auf den ersten Blick Erfolg hatten. Dabei verraten sie natürlich nicht, dass sie noch immer auf den Tag warten, an dem sie nicht mehr alle Kraft aufwenden müssen.

Wer sein Essverhalten mit Willenskraft geändert hat, wartet ständig auf den Augenblick, in dem die Mühsal ein Ende hat und die neue Ernährung zufrieden und glücklich macht. Mit der Easyway-Methode dagegen muss man nicht warten. Sobald Sie kein Verlangen nach Junkfood mehr verspüren, erleben Sie diesen Zustand des Glücks.

Ganz gleich, was Angeber und Heulsusen behaupten: Man muss kein Opfer bringen. Sie sind auf dem allerbesten Weg, Ihr Essverhalten zu ändern, und brauchen dazu keinerlei Willenskraft. Sie müssen lediglich ein paar simple Anweisungen befolgen. Sie brauchen nichts »aufzugeben«. Wenn Sie verstanden haben, wie eine Sucht funktioniert, schwindet die Angst vor dem Erfolg. Ohne diese Angst entscheiden Sie das Tauziehen für sich – das ist ganz einfach.

Die dritte Anweisung lautete, voller Vorfreude zu starten. Wenn es Ihnen noch immer nicht gelingen will, Begeisterung zu verspüren, dann ist Ihnen entweder etwas entgangen, so dass Sie das betreffende Kapitel noch einmal lesen müssen, oder Überreste der Gehirnwäsche verhindern, dass Sie Vorfreude empfinden. Manche Menschen, die mit der Methode Willenskraft gescheitert sind, gehen noch einen Schritt weiter: Sie halten sich nicht für willensschwach, sondern schreiben ihr Scheitern einem anderen Wesenszug zu, den sie nicht unter Kontrolle haben.

Wenn alle anderen Erklärungen versagen, bleibt noch eine letzte Theorie, die eine bequeme Entschuldigung dafür liefert, weiter in der Falle zu bleiben: die Theorie von der so genannten Suchtanfälligkeit.

ZUSAMMENFASSUNG

- Wer auf die Methode Willenskraft setzt, kann das Tauziehen nicht gewinnen, sondern glaubt stets, ein Opfer zu bringen.
- Wenn Sie Ihr Problem lediglich als Angewohnheit sehen, gehen Sie davon aus, es sei mit Willenskraft zu lösen. Erkennen

Sie jedoch, dass es eine Sucht ist, wird ein Ausweg aus der Falle deutlich.

- Sucht ist kein Zeichen von Willensschwäche, sondern oft genug das genaue Gegenteil.
- Mit der Methode Willenskraft werden Sie Ihr Ziel nie erreichen.
- Wer mit der Methode Willenskraft abgenommen hat und damit angibt oder deshalb jammert, ist nach wie vor davon überzeugt, ein Opfer zu bringen.
- Mit der Easyway-Methode erreichen Sie Ihr Ziel, sobald Sie die Gehirnwäsche rückgängig machen und kein Junkfood mehr zu sich nehmen.
- Siebte Anweisung: IGNORIEREN SIE SÄMTLICHE RATSCHLÄGE, DIE EASYWAY WIDERSPRECHEN!

13.

Die Theorie von der Suchtanfälligkeit

IN DIESEM KAPITEL

- EINE WISSENSCHAFTLICHE AUSREDE
- PERSÖNLICHKEIT ODER MONSTER?
- DESHALB GERATEN MANCHE MENSCHEN TIEFER IN DIE FALLE ALS ANDERE
- EIN ANDERER MENSCHENSCHLAG
- WIRKUNG, NICHT URSACHE
- ERKENNEN SIE DIE WAHRHEIT

Wenn Sie davon überzeugt sind, Sie seien dazu bestimmt, Junk zu essen, halten Sie es möglicherweise für sinnlos, überhaupt zu versuchen, etwas zu ändern. Aber warum lesen Sie dann dieses Buch?

Mütter kleiner Kinder diskutieren immer wieder leidenschaftlich über die klassische Frage nach Anlage oder Umwelteinfluss. Ist die Persönlichkeit eines Kindes schon vor der Geburt vorbestimmt? Oder wird sie durch Erlebnisse in den ersten Lebensjahren geprägt? Wer mehr als ein Kind hat, wird auf unterschiedliche Wesenszüge der Geschwister hinweisen und sagen, so seien sie schon auf die Welt gekommen. Und Jahr für Jahr finden Wissenschaftler neue Hinweise auf genetische Zusammenhänge, die den Menschen steuern.

Das ist sehr tröstlich für die hoffnungslos Süchtigen, die sich vor dem Erfolg fürchten und eine Entschuldigung dafür brauchen, dass sie in der Falle bleiben. Wenn wissenschaftlich erwiesen ist, dass sie von Natur aus suchtanfällig sind, wieso sollten sie dann überhaupt einen Fluchtversuch starten? Sie haben ihr Schicksal nicht in der Hand. Nun können sie sich dafür bemitleiden, dass sie so geboren wurden, und müssen sich nicht verachten, weil es ihnen an der Willenskraft fehlt, ihr Essverhalten zu steuern.

Wir wissen nur zu gut, dass die anderen Ausreden, mit denen wir den Konsum von Junkfood entschuldigen wollen, sehr schwach sind – wir schämen uns selbst, wenn wir sie äußern –, doch die Ausrede mit der Suchtanfälligkeit ist ein anderer Fall. Sie ist sogar wissenschaftlich untermauert! Warum sollten wir daran zweifeln?

Die Theorie besagt, manche Menschen hätten einen genetischen Fehler, aufgrund dessen sie leichter süchtig werden als andere. Damit soll nicht nur erklärt werden, warum manche Menschen an einer Sucht leiden und andere nicht, sondern auch, warum die Sucht bei manchen Süchtigen stärker ausgeprägt ist als bei anderen und warum sie nach mehreren Dingen gleichzeitig süchtig sind. Die Theorie, manche Menschen seien genetisch auf Sucht programmiert, könnte all diese Phänomene erklären – aus zwei sehr überzeugenden Gründen ist sie jedoch nicht hilfreich:

- Sie kann ihr Problem nicht lösen, sondern lediglich rechtfertigen.
- Die Theorie sagt nicht, dass Sie Ihre Persönlichkeit oder Ihr Verhalten nicht ändern können.

Die Tatsache, dass Sie dieses Buch zur Hand genommen haben, deutet darauf hin, dass Sie auf Heilung hoffen. Und es gibt eine Fülle an Beweisen dafür, dass unser Verhalten durch unsere Erziehung geprägt wird: Disziplin, Prinzipien, Benehmen … die Geschwister, von denen gerade die Rede war, mögen zwar unterschiedliche Persönlichkeiten haben, doch allen kann man beibringen, höflich zu sein.

GUTE NACHRICHTEN VON EASYWAY

Es gibt viele Gründe dafür, wieso Frauen zu viel essen. Dazu zählen nicht nur traumatische Erlebnisse aus der Kindheit, ein geringes Selbstwertgefühl oder Depressionen. Manchmal ist es einfach die Tatsache, dass das Essen zu schmecken scheint und jederzeit verfügbar ist. Dieses Buch soll Ihre Einstellung zum Essen ändern, so dass Sie nur noch das essen, was Ihnen guttut, also Nahrung, die Sie richtig genießen können. Dabei gilt, dass Sie nichts »aufgeben« müssen und sich Ihr Leben in jeder Hinsicht verbessern wird.

PERSÖNLICHKEIT ODER MONSTER?

Ein gescheiterter Aufhörversuch überzeugt Sie nicht nur davon, dass Ihnen die Willenskraft zur Steuerung Ihres Essverhaltens fehlt, sondern kann auch die Theorie von der Suchtanfälligkeit verstärken. Wenn Sie etwas mit aller Kraft versuchen und dennoch scheitern, liegt die

Vermutung nahe, dass Sie das Problem einfach nicht lösen können. Die Angeber und Heulsusen, die ihr Essverhalten angeblich mit reiner Willenskraft kontrollieren, verleihen dieser Theorie zusätzlich Gewicht. Sie können Monate oder gar Jahre ihr Gewicht halten und sehnen sich dennoch weiterhin nach Junk! Das muss doch an ihrer Persönlichkeit liegen, oder etwa nicht?

Nein. Bevor sie süchtig danach wurden, sehnten sie sich nicht nach Junkfood. Das Verlangen hat nichts mit ihrer Persönlichkeit zu tun, sondern ist das große Monster, das sie nicht vernichtet haben.

Sie erinnern sich sicher: Das kleine Monster ist die Unruhe, die Sie überkommt, wenn sich der Entzug nach der letzten Dosis einstellt, das große Monster dagegen die Überzeugung, Junkfood bedeute Genuss oder einen Vorteil und nur weiteres Junkfood könne die Unruhe abstellen. Die Methode Willenskraft konzentriert sich lediglich auf das kleine Monster. Das große Monster lässt sie außer Acht und macht es sogar noch stärker, weil sie die Überzeugung nährt, dass Sie ein Opfer bringen.

Nicht nur das kleine Monster kann das große Monster wecken, es wird auch durch echten Hunger angesprochen.

Wenn Sie mit der Methode Willenskraft aufhören, kann das ziemliche Verwirrung stiften. Sie können sich dazu zwingen, Wochen und Monate ohne Junkfood auszukommen – so lange, bis das kleine Monster endgültig besiegt ist –, und doch überkommt Sie nach wie vor Verlangen.

Solange das große Monster in Ihrem Kopf weiterleben darf, laufen Sie stets Gefahr, ein Gefühl von Verzicht und Verlangen nach der verbotenen Frucht zu verspüren. Angeber und Heulsusen besiegen das kleine Monster schon nach wenigen Tagen ohne Junkfood, doch dem großen Monster können sie nichts anhaben.

DIE SOGENANNTE SUCHTANFÄLLIGKEIT IST LEDIGLICH DER EINFLUSS DES GROSSEN MONSTERS.

Das große Monster lässt sich ganz leicht besiegen, sofern man unvoreingenommen ist. Wenn Sie sich an die Ausrede klammern, Sie seien nun einmal suchtanfällig, sind Sie nicht unvoreingenommen und laufen Gefahr, sich selbst zu lebenslanger Sklaverei zu verdammen.

DESHALB GERATEN MANCHE MENSCHEN TIEFER IN DIE FALLE ALS ANDERE

Wenn sich die Persönlichkeit nicht darauf auswirkt, ob man der Sucht entkommen kann, wieso sind manche Menschen dann stärker abhängig als andere? Wieso können manche ab und an ein paar Kekse essen, während andere die ganze Packung leerfuttern müssen? Und wieso kommt es so häufig vor, dass Raucher, Trinker und Spieler auch an Essstörungen leiden? Deutet das nicht darauf hin, dass manche Menschen von ihrer Persönlichkeit her eher zur Sucht neigen als andere?

Multiple Süchte haben die gleiche Ursache, doch dabei handelt es sich nicht um die Persönlichkeit oder die genetische Veranlagung. Ursache ist die falsche Überzeugung, dass die Sache, nach der man süchtig ist, einen echten Genuss oder Vorteil verschafft. Bei dem Versuch, eine Sucht loszuwerden, ersetzen Süchtige häufig eine Droge durch eine andere: So fängt eine Trinkerin beispielsweise an zu rauchen, oder eine Raucherin greift zur Schokolade. Im Endeffekt hat das sehr oft zur Folge, dass man nach beidem süchtig wird.

Ersatzstoffe machen die Situation nur noch schlimmer, denn sie helfen nicht gegen das wahre Problem: das große Monster. Ganz im Gegenteil, sie lassen ein zweites kleines Monster entstehen. Aus einer Sucht werden zwei. Multiple Süchte treten auf, wenn Sie die Falle, in der Sie sitzen, nicht richtig durchschauen.

ES REICHT NICHT, DIE DROGE ABZUSTELLEN. SIE MÜSSEN DAS VERLANGEN NACH DER DROGE ABSTELLEN.

Das große Monster entsteht durch Konditionierung, und jeder von uns wird durch verschiedenste Faktoren ganz unterschiedlich konditioniert: die elterliche Erziehung, Gruppenzwang, Bildung, Umfeld, Religion, Einkommen, Chancen …

Auf manche Menschen hat die Konditionierung stärkeren Einfluss als auf andere, da sie aufgrund ihrer Lebensumstände ein stärkeres Bedürfnis nach der Droge haben. All diese Aspekte wirken sich darauf aus, wie leicht wir in die Falle tappen und wie schnell wir immer tiefer hineingezogen werden.

Auch gewisse Lebensumstände bestimmen mit, wie tief wir in die Falle geraten. Bei manchen gibt es finanzielle Beschränkungen, andere haben nicht viel Zeit zum Essen, doch ohne diese Beschränkungen würden alle Junkfood-Süchtigen immer mehr essen, nicht weniger – denn so funktioniert die Sucht.

Die Epidemie der Fettleibigkeit ist in wohlhabenden Staaten besonders stark ausgeprägt. Am tiefsten sitzen diejenigen in der Falle, die die meisten Möglichkeiten, das meiste Geld und aufgrund ihrer Konditionierung das stärkste Verlangen haben.

EIN ANDERER MENSCHENSCHLAG

Dann gibt es noch Menschen, die gar nicht erst in die Falle geraten – die Glücklichen, die einen Keks ohne weiteres ablehnen können. In den Augen all jener, die zu viel essen und sich von Junkfood ernähren, sind diese Personen ein vollkommen anderer Menschenschlag. In ihrer Gesellschaft fühlt man sich ein wenig unbehaglich. Viel angenehmer ist dagegen die Gesellschaft anderer Süchtiger, mit denen man offenbar etliche Charakterzüge gemeinsam hat. Die Gehirnwäsche gaukelt einem vor, das zeuge von einer gemeinsamen Schwäche, die alle zum übermäßigen Essen verleitet. Aber welche Charakterzüge sind es denn wirklich, die alle Essgestörten gemeinsam haben? Stimmungsschwankungen, die sie ständig von Ausgelassenheit in tiefes Unglück umschwenken lassen, eine Neigung zur Maßlosigkeit, eine hohe Stressanfälligkeit, ausweichendes Verhalten, Ängstlichkeit, Unsicherheit? All diese Wesenszüge sind auf die Sucht zurückzuführen und keineswegs der Grund für die Sucht. Sie wissen ja:

DAS VERLANGEN NACH JUNKFOOD ENTSTEHT, WENN MAN JUNKFOOD ZU SICH NIMMT.

Menschen mit einem Gewichtsproblem sind aus einem einfachen Grund gerne mit anderen Übergewichtigen zusammen: Diese machen ihnen keine Vorwürfe und konfrontieren sie nicht mit ihrem Problem, denn sie sitzen alle im gleichen Boot. Alle Süchtigen wissen, dass sie sich unlogisch verhalten. Wenn sie sich mit anderen Menschen umgeben, die genau das Gleiche tun, kommen sie sich nicht ganz so dumm vor.

Wenn Sie endlich nicht mehr zu viel essen, werden Sie es besonders genießen, dass die schädlichen Folgen für Ihr gesamtes Leben endlich ein Ende haben. Sie werden die Gesellschaft verschiedenster Menschen genießen, ganz gleich, wie viel diese essen. Sie müssen sich klarmachen, dass Sie dem Junkfood nicht verfallen sind, weil Sie suchtanfällig sind. Wenn Sie sich für suchtanfällig halten, liegt das nur daran, dass Sie süchtig nach Junkfood waren.

DAS SPRUNGHAFTE GEN!

In der Genetik sucht man nach Anomalien und will herausfinden, warum manche Menschen an einer bestimmten Entwicklung nicht teilhaben. In Sachen Ernährung geht die allgemeine Entwicklung jedoch hin zur Sucht. Sollen wir wirklich glauben, dass die Mehrheit der Weltbevölkerung seit einigen wenigen Jahrzehnten plötzlich mit einer angeborenen Suchtanfälligkeit zur Welt kommt?

Gehen wir mal davon aus, es gäbe tatsächlich ein Gen, das dafür sorgt, dass bestimmte Menschen leichter süchtig werden. Dann müsste dieses Gen im Laufe der Geschichte einen relativ gleichbleibenden Prozentsatz der Bevölkerung und alle Regionen der Welt in etwa gleichem Maße betroffen haben. Das ist jedoch keineswegs der Fall. Die Anzahl der Fettleibigen ist im letzten halben Jahrhundert immens in die Höhe geschossen. Gemessen an der Evolution des Menschen ist das nur ein winziges Pünktchen auf dem Zeitstreifen. Auch Raucher bezeichnen sich nur zu gerne als suchtanfällig. In den 1940er Jahren waren im Vereinigten Königreich mehr als achtzig Prozent der männlichen Erwachsenen nikotinsüchtig, heute sind es weniger als fünfundzwanzig Prozent. Was ist nur mit dem Sucht-Gen passiert?

Ein ähnlicher Trend lässt sich in großen Teilen Westeuropas und Nordamerikas beobachten. Gleichzeitig ist die Anzahl der Raucher in Asien rasant angestiegen. Ist dieses Gen also von Europa auf Asien übergesprungen?
Die Statistik beweist, wie lächerlich die Theorie von der Suchtanfälligkeit ist.

ERKENNEN SIE DIE WAHRHEIT

Ihr Gewichtsproblem hat nichts mit Ihrer Persönlichkeit oder genetischen Veranlagung zu tun, sondern lediglich mit der Gehirnwäsche, der Sie von Geburt an ausgesetzt waren. Die Hoffnungslosigkeit, die Sie empfinden, wenn Sie Ihr Essverhalten nicht kontrollieren können, führt dazu, dass Sie das Problem ausblenden wollen und einfach so tun, als sei es gar nicht da. Sie verschließen die Augen vor Ihrer wahren Lage und machen mit anderen Süchtigen Scherze darüber, doch tief in Ihrem Inneren wissen Sie, dass es nicht zum Lachen ist. Sie fühlen sich elend, und wenn Sie Ihre Lage mit einem Zauberspruch ändern könnten, würden Sie das ohne zu zögern tun. Somit hat es keinen Sinn, sich hinter der Theorie der

Suchtanfälligkeit zu verstecken. Damit führen Sie vielleicht andere hinters Licht, doch sich selbst können Sie nicht täuschen.

Wenn Sie mit Entschuldigungen rechtfertigen wollen, dass Sie weiterhin Junkfood zu sich nehmen, verurteilen Sie sich selbst zu einem Leben in Unfreiheit und setzen sich der Gefahr ernster gesundheitlicher Probleme aus. Überlegen Sie es sich gut. Wären Sie nicht viel lieber glücklich? Wer sich an die Ausrede der Suchtanfälligkeit klammert, verhält sich wie jemand, der einen Rettungsring festhält, obwohl dieser an das sinkende Schiff gekettet ist.

LASSEN SIE LOS!

Befreien Sie sich selbst, indem Sie sich Ihre Situation richtig klarmachen und erkennen, dass einige einfache Schritte in die Freiheit führen. Ein wunderbares Leben erwartet Sie, ganz ohne Junkfood, ohne Verleugnen, ohne Ausreden und ohne Selbsttäuschung. Das ist das wahre Leben, das Leben, das Mutter Natur für Sie vorgesehen hat und das Sie genießen sollen!

Wenn Sie bislang alle Anweisungen befolgt haben, ist bereits ein großer Schritt Richtung Freiheit getan. Sie verleugnen Ihre Situation nicht mehr, sondern haben akzeptiert, dass Sie süchtig nach Junkfood sind. Außerdem haben Sie das Problem bereits in Angriff genommen. Das ist ein weiterer großer Schritt. Nun müssen Sie nur noch das große Monster besiegen. Sobald das große Monster vernichtet ist, wird es Ihnen ganz leichtfallen, dem kleinen Monster die Zufuhr zu kappen, so dass es sehr schnell stirbt.

Sie wissen ja: Wer mit der Methode Willenskraft aus der Junkfood-Falle entkommen will, lässt das große Monster weiterleben und meint, es reiche aus, das kleine Monster zu vernichten.

Sie sind jedoch auf dem besten Wege, das große Monster zu besiegen. Insgeheim wissen Sie, dass Junkfood keinen Genuss und keinen Vorteil bedeutet, sondern unglücklich und unfrei macht. Außerdem ist Ihnen klar, dass jedes Gefühl von Genuss, das Sie damit in Verbindung bringen, lediglich eine Illusion ist, die entsteht, wenn das Verlangen gestillt wird. Wenn man nur wegen dieser Erleichterung weiterhin Junkfood isst, kann man genauso gut zu enge Schuhe tragen, weil es so schön ist, diese wieder abzustreifen.

Selbst wenn Sie nach wie vor glauben, dass Sie von Geburt an eine Veranlagung zur Sucht nach Junkfood haben, bedeutet das noch lange nicht, dass sich daran nichts ändern lässt. Sehschwächen sind genetisch bedingt. Wenn Sie kurzsichtig wären, würden Sie doch sicher auch etwas dagegen unternehmen! Zeit unseres Lebens ändern wir immer wieder unsere Gestalt, unsere Persönlichkeit und unser Verhalten und orientieren uns dabei an unseren Vorbildern, unserem Umfeld, den Hindernissen, mit denen wir uns konfrontiert sehen, und vielem anderen mehr. Wir verändern uns, weil wir ständig das Beste für uns wollen – wir streben instinktiv nach Glück. Sie wissen, dass Junkfood nicht gut für Sie ist, und wären froh, wenn Sie es nicht mehr essen würden. Vergessen Sie also die Ausrede der Suchtanfälligkeit und erkennen Sie die Wahrheit:

SIE KÖNNEN SICH GENAUSO LEICHT BEFREIEN,
WIE SIE IN DIE FALLE GERATEN SIND.

Sie haben nichts zu befürchten. Die Angst davor, den Rest Ihres Lebens ohne Junkfood auskommen zu müssen, gründet sich auf die Illusion, Junkfood bedeute Genuss oder einen Vorteil. Deshalb müssen wir sicherstellen, dass Sie die Illusion voll und ganz durchschauen und auch der letzte Rest der Gehirnwäsche beseitigt wird, damit Ihr Entkommen auch wirklich gelingt.

ZUSAMMENFASSUNG

- Die Theorie der Suchtanfälligkeit löst Ihr Problem nicht, sondern rechtfertigt es lediglich.
- Die Theorie besagt keineswegs, dass Sie Ihre Persönlichkeit oder Ihr Verhalten nicht ändern können.
- Die Sucht betrifft jeden Menschen unterschiedlich stark, da wir alle unterschiedlich konditioniert werden.
- Die Charakterzüge, die Menschen mit Essstörungen gemeinsam haben, werden durch die Sucht hervorgerufen und sind nicht deren Ursache.
- Akzeptieren Sie, dass es eine Lösung für Ihr Problem gibt, dann können Sie sich auf den Weg in die Freiheit machen.
- Dauerhaft frei werden Sie nur, wenn Sie das große Monster vernichten.

14.

Die Gehirnwäsche rückgängig machen

IN DIESEM KAPITEL

- EIN FÜHRERLOSER ZUG
- EIN ANGRIFF VON ZWEI SEITEN
- DESHALB BRAUCHEN SIE WAHREN GENUSS
- WER VERABREICHT WEM EINE GEHIRNWÄSCHE?
- LASSEN SIE DER NATUR FREIEN LAUF

Es ist ganz leicht, die Gehirnwäsche rückgängig zu machen. Sie müssen nur genauer unter die Lupe nehmen, was Sie essen, und dafür sorgen, dass Ihre Sinne aktiv werden.

Die Lebensmittelindustrie ist wie ein führerloser Zug, der außer Kontrolle geraten ist. Sie ist mittlerweile so groß und mächtig, beschäftigt und ernährt so viele

Menschen, dass ein Politiker schon außergewöhnlich mutig sein müsste, um anzuordnen, dass sie ihre Praktiken ändern muss. Die Industrie behauptet, sie leiste einen wichtigen Beitrag zum Wohle der Menschheit, dabei wandert tonnenweise natürliche Nahrung auf den Müll, während Millionen Menschen hungern. Das liegt daran, dass die Bonzen an der Spitze der Lebensmittelkonzerne kein Interesse am Wohle der Menschheit insgesamt haben. Sie haben herausgefunden, wie sie den Verbraucher dazu bringen, einen unverhältnismäßig hohen Preis für billige Lebensmittel zu zahlen, die ihm schaden, und haben keinerlei Interesse daran, den Zug zu stoppen.

Angesichts einer so unüberwindlichen Macht fragen Sie sich vielleicht, wieso es leicht sein soll, die Gehirnwäsche rückgängig zu machen. Die Antwort ist ganz einfach: Vergessen Sie die Lebensmittelindustrie, vergessen Sie alle anderen Menschen auf der Welt und konzentrieren Sie sich lediglich auf sich selbst. Wir folgen allzu leicht der Masse und achten nicht genau darauf, wie wir wirklich zu den Möglichkeiten stehen, die sich uns bieten. So kommt es, dass wir keineswegs freie und eigene Entscheidungen treffen, sondern man nimmt uns unsere Entscheidungen ab.

Wenn Sie innehalten und erkennen, dass Sie einer

Gehirnwäsche ausgesetzt waren, sind Sie auf dem besten Weg in die Freiheit. Der nächste Schritt besteht darin, den Entschluss zu fassen, diese Situation zu ändern. Und im letzten Schritt werden Sie dann tatsächlich aktiv.

ACHTE ANWEISUNG: LEGEN SIE LOS!

Vermutlich haben Sie auf diese Anweisung gewartet, aber falls Sie meinen, Sie sollen sich einem führerlosen Zug in den Weg stellen, kann ich Sie beruhigen: Das ist nicht der Fall. Ihre Aufgabe ähnelt eher der Suche nach einem Weg aus einem Irrgarten. Irrgärten sollen uns nicht quälen, sondern Vergnügen bereiten, also entspannen Sie sich und freuen Sie sich auf das, was Ihnen bevorsteht. Schwer wird es nicht, denn wir kennen den Ausweg bereits und haben Ihnen schriftliche Anweisungen geliefert, die Sie nur noch befolgen müssen. Genießen Sie das und freuen Sie sich über Ihre Fortschritte. Und denken Sie vor allem an das wunderbare neue Leben, das Sie erwartet, wenn Sie endlich frei sind.

GESCHICKTER SCHACHZUG

Forschungen zeigen, dass Frauen durch Lebensmittelwerbung im Fernsehen stärker angesprochen werden als Männer. Werbetreibende vermitteln gerne den Eindruck, der Verzehr ihrer Produkte sei in Gesellschaft anderer besonders angenehm, und das erhöht sowohl das Verlangen nach den angepriesenen Produkten als auch den Konsum. Lebensmittelwerbung ist so konzipiert, dass Frauen gezielt angesprochen werden, da sie meist die Haushaltskasse verwalten und entscheiden, welche Nahrungsmittel gekauft werden.

EIN ANGRIFF VON ZWEI SEITEN

Wenn es um Ihr Essverhalten geht, müssen Sie gut auf zwei Dinge achten. Konzentrieren Sie sich zunächst auf die Nahrungsmittel, die gut für Sie sind, und erkennen Sie, wie wunderbar und wohltuend sie sind. Achten Sie darauf, wie Ihnen das Wasser im Mund zusammenläuft, wenn Sie einen reifen, saftigen Pfirsich, eine Orange, eine Ananas oder eine Birne aufschneiden, riechen Sie den köstlichen Duft, betrachten Sie den kühlen, frischen

Saft auf dem feuchten Fruchtfleisch und freuen Sie sich über die reichhaltige Menge an kühler, erfrischender Flüssigkeit. Wenn Sie Beerenobst, Äpfel oder Trauben waschen, freuen Sie sich darauf, dass diese Früchte Ihren Körper ganz mühelos und fast ohne Abfallstoffe mit Energie und Nährstoffen versorgen werden.

Zum anderen sollten Sie die Produkte genau unter die Lupe nehmen, die Sie bislang für Ihre Lieblingsnahrung gehalten haben. Schon bald werden Sie erkennen, was es damit wirklich auf sich hat. Stellen Sie sich immer, wenn Sie ein Stück Fleisch kauen, genau vor, was Sie gerade im Mund haben, und versuchen Sie zu ermitteln, was Sie da schmecken. Nehmen Sie überhaupt Geschmack wahr – mit Ausnahme der Soße, die Sie vielleicht dazu nehmen? Möchten Sie wirklich, dass dieser graue Fleischklumpen hinunter in Ihren Magen rutscht, wo er ewig ausharren wird, während Ihr Körper Höchstleistungen bringen muss, um diese Masse zu verdauen und um dann sämtliche Gift- und Abfallstoffe loszuwerden? Wollen Sie wirklich, dass Sie sich nach der Mahlzeit weniger energiegeladen fühlen als vorher? Sie müssen nicht auf Fleisch verzichten – sorgen Sie nur dafür, dass es nicht mehr der Hauptbestandteil jeder Mahlzeit ist. Was spricht gegen eine kleine Fleischbeilage statt eines ziegelsteingroßen Brockens mit ein paar Alibi-Gemüsestückchen?

Unterziehen Sie alles, was Sie zu sich nehmen, so einer kritischen Prüfung – zum Beispiel Ihren Lieblings-Schokoriegel. Essen Sie ihn ganz langsam, lassen Sie jeden Bissen möglichst lange auf der Zunge und versuchen Sie, genau zu ermitteln, was Ihnen daran eigentlich so gut gefällt. Stellen Sie sich vor, wie die große Menge an Fett und raffiniertem Zucker zu einer breiigen Masse zerkaut wird, bevor sie hinab in Ihren Magen gelangt. Wollen Sie das wirklich hinunterschlucken?

Das Tempo, mit der wir unsere Nahrung verschlingen, verrät meist, ob wir uns gut oder schlecht ernähren. Wir behaupten, unser Lieblings-Junkfood würde uns so gut schmecken, dabei können wir es kaum erwarten, dass es die Zunge verlässt und in unseren Verdauungstrakt gerät. Das liegt daran, dass der Geschmack im Grunde unwichtig ist. Die Illusion von Genuss bewirkt, dass wir die Nahrung wollen – eine Illusion, die durch die Sucht nach Junkfood hervorgerufen wird.

Wenn Sie sich die Zeit nehmen, sich richtig auf Ihre Nahrung zu konzentrieren, werden Sie einen erheblichen Unterschied zwischen dem echten Genuss beim Verzehr von Obst und der Illusion von Genuss beim Verzehr von Junkfood feststellen. Dieser Aspekt jedoch ist für die meisten Menschen besonders schwer zu akzeptieren. Sie fürchten nach wie vor, sie müssten auf ihre Lieblingsnahrung verzichten.

Raucher, die mit der Methode Willenskraft aufhören wollen, erleben eine ganz ähnliche Angst. Sie haben die Sorge, dass sie sich nicht richtig konzentrieren oder gesellschaftliche Anlässe nicht genießen können, wenn sie keine Zigaretten mehr konsumieren. Das liegt daran, dass sie nicht begriffen haben, dass das Rauchen überhaupt keine Auswirkung auf ihr Konzentrationsvermögen oder das Befinden in Gesellschaft anderer hat. Das glauben sie nur, denn immer, wenn sie sich in solchen Situationen eine Zigarette anstecken, lindern sie damit vorübergehend ein anderes Problem – die Entzugssymptome, die seit der letzten Nikotindosis aufgetreten sind. Die gleichen falschen Schlussfolgerungen ziehen auch Personen, die an Essstörungen leiden. Das, was sie für Genuss und Entspannung halten, ist nur eine Illusion. Sie verwechseln das vorübergehende Nachlassen ihres Verlangens nach Junkfood mit echtem Genuss.

An dieser Stelle drängt sich eine interessante Frage auf: Ist es nicht egal, ob der Genuss echt oder nur eine Illusion ist? Oder anders formuliert: Wird man nicht schon dann glücklich, wenn man meint, Genuss zu verspüren?

Das Leid der vielen Millionen, die süchtig nach Junkfood sind, beweist eindeutig, dass das nicht der Fall ist.

Der angebliche »Genuss«, den ihnen ihre »Lieblings«-Nahrung verschafft, ist ein falscher Genuss, der nicht nur immer geringer wird, je abhängiger sie von dieser Nahrung werden, sondern ihnen auch weismacht, sie würden einen Vorteil erleben, während sie sich in Wirklichkeit unendlichen Schaden zufügen.

Wenn Sie die Wahl zwischen echtem und falschem Genuss haben, sollten Sie sich nicht für die Variante entscheiden, die Ihnen wirklich guttut?

MIT EIGENEN WORTEN: GHISLAINES GESCHICHTE

Bis ich meinen Abnehmversuch mit Easyway startete, nahm ich fast nur gekochte Nahrung zu mir und konnte mir kaum vorstellen, mich in Zukunft nicht mehr von Gekochtem zu ernähren. Dazu kam, dass ich die meisten Kochgerüche einfach unwiderstehlich fand, vor allem den Duft von gebratenem Speck, Currygerichten und frischem Brot. Das änderte sich, als mir klar wurde, welche Auswirkung die Zubereitung hat – die Nahrung wird dadurch nicht besser, sondern die Nährstoffe gehen verloren. Kochen macht zwar Ungenießbares essbar, aber eine solche Ernährung ist für den Menschen nicht vorgesehen. Nachdem ich das durchschaut hatte, fiel es mir ganz leicht, gekochte Lebensmittel wegzulassen und auf frisches Obst und Gemüse zu setzen. Dabei hatte ich keineswegs das Gefühl, ein Opfer zu bringen. Ich würde sogar sagen, dass meine Ernährung weitaus abwechslungsreicher und spannender geworden ist.

Die Aussage von Ghislaine ist deshalb interessant, weil sie den Geruch gekochter Nahrung erwähnt. Viele Lebensmittel duften beim Kochen tatsächlich köstlich, doch in der Regel liegt das daran, dass wir diese Gerüche mit etwas in Verbindung bringen, das wir aufgrund der Gehirnwäsche für einen großen Genuss und das Ende des Hungergefühls halten. Unser Geruchssinn soll uns helfen, Nahrung zu finden. Wenn wir Nahrung riechen, wird ein Hungergefühl ausgelöst – oder vielmehr die Wahrnehmung eines Hungergefühls verstärkt, das wir zuvor kaum registriert hatten. Wenn wir so viel gekochte Nahrung zu uns nehmen, dass diese die Norm wird, konditionieren wir uns dazu, nur noch gekochte Nahrung zu suchen, deshalb lassen Kochgerüche ein Hungergefühl entstehen. Mutter Natur hat nicht vorgesehen, dass wir unsere Sinne einzeln einsetzen. Denken Sie nur an die Katze, die auf unbekannte Nahrung stößt: Sie setzt nicht nur auf den Geruchssinn, sondern nutzt alle ihre Sinne. Wir müssen lernen, uns genauso zu verhalten. Der Duft von geröstetem Kaffee und frisch angezündetem Tabak wirkt auf viele junge Menschen verlockend, doch der Geschmack verrät, dass es sich dabei um Drogen handelt, die süchtig machen. Nicht etwa, weil sie so gut schmecken, sondern ganz im Gegenteil. Jugendliche sind überzeugt davon, dass sie niemals süchtig danach werden können, weil sie so widerlich sind. Dabei ahnen sie nicht, dass die Falle bereits zugeschnappt hat. Sucht hat nichts mit Geschmack zu tun.

Wir müssen uns klarmachen, dass wir darauf konditioniert wurden, auf den Geruch verarbeiteter Nahrung zu reagieren, und anschließend die Gehirnwäsche rückgängig machen. Dann können wir genau wie Ghislaine künftig die Nahrung zu uns nehmen, die für uns gedacht ist, und alles Ungesunde weglassen, ohne ein Gefühl von Verzicht zu erleben.

WER UNTERZIEHT WEN EINER GEHIRNWÄSCHE?

Wir versuchen, Ihre Einstellung zu ändern, damit Sie erkennen, dass die Nahrung, die am besten schmeckt, auch besonders gut für Sie ist. Vielleicht haben Sie den Eindruck, dass das auch nur eine Art von Gehirnwäsche ist. Deshalb möchte ich sämtliche Zweifel mit einer beliebten Analogie ausräumen.

Stellen Sie sich vor, Sie haben sich in einen absoluten Traumtypen verliebt. Alles an ihm ist perfekt: Er ist attraktiv, hat eine gute Figur, eine tolle Persönlichkeit und ein freundliches Wesen. Es gibt nur ein Problem – er mag Sie nicht.

Dafür haben Sie einen Bewunderer, der Sie für das wunderbarste Geschöpf auf der Erde hält. Er gerät jedes Mal ins Schwärmen, wenn er Sie sieht, und würde für Sie bis ans Ende der Welt gehen. Doch leider würden Sie selbst bis ans Ende der Welt gehen, um diesen Bewunderer loszuwerden. Sie können ihn einfach nicht leiden. Sie finden ihn hässlich, dumm und nervtötend und wünschen sich, er würde Sie endlich in Ruhe lassen.

Nun erscheint eine Zauberin, die Ihnen zwei Pillen anbietet, von denen Sie sich eine aussuchen können.

Beide, so sagt sie, können Ihr Problem lösen. Die erste sorgt dafür, dass Sie sich unsterblich in die Person verlieben, die Sie vergöttert. Diese Pille kostet zehn Euro. Die zweite bewirkt, dass der Mann, für den Sie schwärmen, Sie künftig genauso verehrt. Diese Pille kostet tausend Euro. Genug Geld haben Sie. Welche Pille würden Sie kaufen?

Bei genauerem Überlegen hat die erste Pille unübersehbare Vorteile. Sie ist deutlich preiswerter und bewirkt, dass alle zufrieden sind, während die zweite Pille zur Folge hätte, dass Ihr unattraktiver Verehrer noch immer für Sie schwärmt. Dennoch würde fast jeder die zweite Pille wählen. Wieso? Weil wir das Gefühl von Realität behalten wollen. Die zweite Pille würde das Bild, das wir von der wunderbaren Person haben, nicht verändern, während die erste Pille etwas vorgaukelt, das nicht der Wahrheit entspricht, nämlich dass der Hässliche, Dumme ein toller Typ ist.

Stellen Sie sich nun ein etwas anderes Szenario vor: Die Zauberin ist schon erschienen, bevor Sie die beiden Männer kennengelernt haben, und hat Ihnen heimlich eine Zauberpille ins Essen gemischt. Sie haben die Pille geschluckt und empfinden deshalb den ersten als attraktiv und charmant, den zweiten dafür als hässlich und nervtötend, während es in Wirklichkeit genau andersherum ist. Der, der für Sie schwärmt, ist also eigentlich perfekt – Sie können das nur nicht erkennen.

Manchmal brauchen wir etwas Unterstützung, um die Wahrheit zu entdecken. In Bezug auf Ernährungsfragen hat man uns hinters Licht geführt. In Kapitel fünf stand die Frage, ob Sie schon einmal bemerkt haben, dass Ihre Lieblingsnahrung eigentlich nach nichts schmeckt. Bis Ihnen das klar wird, ist es ganz natürlich, dass Sie aufgrund der langjährigen Gehirnwäsche meinen, diese Nahrung sei köstlich. Doch wenn Sie die andere Seite kennen, treffen Sie allmählich eigene Entscheidungen, so dass es Ihnen bald wie Schuppen von den Augen fällt.

Wenn Sie bereit sind, die Augen zu öffnen und unvoreingenommen zu sein, kann Easyway Ihnen zeigen, wie Sie ohne Zweifel ermitteln, was Wahrheit und was nur eine Illusion ist.

Die Gehirnwäsche hat Ihnen weisgemacht, Speisen wie Fleisch, Desserts, Kuchen und Süßwaren seien wunderbar, doch Sie wissen, dass sie Ihnen nicht guttun. Schlimmer noch: Sie trachten Ihnen nach dem Leben. Andere Nahrungsmittel dagegen meinen es wirklich gut mit Ihnen, sind äußerst förderlich und werden Sie ein Leben lang stark und gesund halten. Diese Nahrungsmittel strafen Sie jedoch mit Verachtung. Gemüse ist für Sie nur eine gelegentliche, äußerst lästige Beilage, Obst nur ein langweiliger Imbiss oder Nachtisch, Salat ist Kaninchenfutter, Nüsse und Körner dagegen Hamsternahrung.

So verzerrt ist unsere Wahrnehmung, wenn wir der Gehirnwäsche ausgesetzt waren. Es ist höchste Zeit, dass Sie die Wahrheit erkennen, damit Sie endlich selbst entscheiden können. Dann erkennen Sie ganz schnell:

DIE NAHRUNG, DIE AM BESTEN SCHMECKT,
IST AUCH BESONDERS GUT!

LASSEN SIE DER NATUR IHREN LAUF

Sie werden feststellen, dass Sie von nun an alle industriell verarbeiteten Nahrungsmittel genau unter die Lupe nehmen und sich fragen, warum sie überhaupt verarbeitet worden sind. Etwa nur, damit sie genießbarer erscheinen? Welche Auswirkungen hatte das auf den Nährwert der natürlichen Nahrung? Und wie schmecken sie genau? Damit machen Sie die Gehirnwäsche erfolgreich rückgängig. Sie werden staunen, wie natürlich und leicht das ist, weil Sie sich wieder nach dem Plan von Mutter Natur richten. Was könnte natürlicher sein?

Tiere brauchen kein Mindesthaltbarkeitsdatum, um zu erkennen, wann Nahrung nicht mehr genießbar ist. Sie verlassen sich auf ihre Sinne – sämtliche Sinne – und das sollten auch Sie tun. Wenn nur ein Sinn gegen ein Nahrungsmittel spricht, hüten Sie sich! Das gilt insbesondere, wenn etwas gut riecht, aber schlecht schmeckt, so wie Kaffee. Diese Kombination weist in der Regel darauf hin, dass es sich um eine süchtig machende Droge in Verbindung mit einem Giftstoff handelt. Genau wie ein Tier haben auch Sie die Fähigkeit, Giftiges zu erkennen und Ihre Lieblingsnahrung zu ermitteln und zu genießen, Sie sind das nur nicht gewöhnt, weil Sie anders konditioniert wurden. Ihre Sinne gehen aber nicht verloren, nur weil Sie diese ignorieren. Sie müssen lediglich genau darauf achten, was sie Ihnen sagen wollen.

Oft hört man vom sogenannten sechsten Sinn, der auch als Intuition bezeichnet wird. Dieser Sinn lässt sich nicht so genau festmachen wie die anderen fünf, aber überlegen Sie nur einmal, wann Ihr sechster Sinn ins Spiel kommt. Ist das nicht meist dann, wenn Ihr logischer Verstand mit Ihrem Instinkt in Konflikt gerät? Sie stehen am Straßenrand und schauen nach links und rechts, kein Auto ist zu sehen, doch wenn Sie losgehen wollen, hält Sie irgendetwas zurück – gerade als ein Radfahrer vorbeikommt, von dem Sie schwören könnten, dass er gerade noch nicht da war. Ihr sechster Sinn hat Sie beschützt.

Manchmal schauen wir, ohne zu sehen, lauschen, ohne zu hören, berühren etwas, ohne es wahrzunehmen. Doch wenn ein Sinn versagt, kommen andere ins Spiel. Sie haben den Radfahrer nicht gesehen, aber vielleicht haben Sie ihn gehört, ohne es richtig zu registrieren, weil Sie sich lieber auf Ihre Augen verlassen haben. Ihr Intellekt hielt es für sicher, die Straße zu überqueren, doch Ihre Sinne wussten es besser und ließen Sie nicht im Stich. Schließlich ist es den Sinnen zu verdanken, dass unsere Spezies seit Millionen von Jahren überleben konnte. Wäre es möglich, dass der sechste Sinn ein Warnsignal ist, das sich meldet, wenn der Intellekt sich über die anderen fünf Sinne hinwegsetzen will?

Bei Tieren sind die Sinne nicht durch den Intellekt getrübt, deshalb leiden sie nicht an den gleichen Essstörungen wie Menschen. Sie richten sich lediglich nach ihren Sinnen – der Anleitung, die Mutter Natur uns mitgegeben hat. Sobald Sie verstehen und akzeptieren, dass dieser Leitfaden die besten Ratschläge zur richtigen Ernährung liefert, wird Ihnen klar, wieso die Easyway-Methode die logische Lösung darstellt. Zum ersten Mal im Leben können Sie sich Ihr Gewichtsproblem eingestehen, ohne einen Konflikt zwischen Ihrer durch die Gehirnwäsche manipulierten Denkweise und Ihrem Instinkt zu erleben. Die wahre Logik und Ihr Instinkt werden harmonisch zusammenarbeiten.

ZUSAMMENFASSUNG

- Machen Sie sich klar, dass Sie einer Gehirnwäsche ausgesetzt waren, nehmen Sie sich vor, das zu ändern, und legen Sie los!
- Mit den richtigen Anweisungen ist das so einfach und angenehm wie der Weg aus einem Irrgarten.
- Achten Sie genauer auf gute und schlechte Nahrungsmittel, damit Sie diese richtig durchschauen.
- Wenn auch nur ein Sinn ein Nahrungsmittel ablehnt, sollten Sie diese Warnung nicht ignorieren.
- Instinkt und Logik geraten nicht in Konflikt, wenn Sie sich nach der Anleitung von Mutter Natur richten.
- Achte Anweisung: LEGEN SIE LOS!

15.

Wann sollte man essen und wann damit aufhören?

IN DIESEM KAPITEL

- DESHALB ESSEN WIR WIRKLICH
- DIE KRAFTSTOFFANZEIGE VON MUTTER NATUR
- HUNGER UND GESCHMACK
- DIE NEUNTE ANWEISUNG
- DIE KRAFTSTOFFANZEIGE RICHTIG VERSTEHEN
- DESHALB ESSEN WIR ZU VIEL
- DER MYTHOS DER ABWECHSLUNG
- DIE FEHLERTOLERANZ

Mutter Natur hat uns eine geniale Anzeige mitgegeben, die uns verrät, wann wir essen sollten. Wenn Sie die Kraftstoffanzeige richtig verstehen, wird jede Mahlzeit ein Genuss.

Haben Sie sich schon einmal gefragt, weshalb essen für uns Genuss bedeutet? Die Lebensmittelindustrie behauptet, das liege daran, dass die Nahrung so köstlich schmeckt – doch ungeachtet dessen, ob das stimmt oder nicht, damit wird das Pferd von hinten aufgezäumt. Der Genuss, den Sie verspüren, wenn etwas gut schmeckt, ist eine Funktion des menschlichen Körpers, die Sie dazu anhalten soll, weiter nach guter Nahrung zu suchen.

Die echten Genüsse des Lebens erleben wir bei Dingen, die unser Überleben sichern: wenn wir gesunde Nahrung zu uns nehmen, unseren Durst löschen, Spiele spielen, uns mit Freunden treffen, Sex haben, baden, schlafen. Genuss ist kein willkürlicher Luxus, sondern ein wichtiger Teil unserer Fähigkeit, zu überleben und zu gedeihen.

Die Gründe, aus denen wir essen, wurden bereits in Kapitel sieben angesprochen. Die offensichtliche Antwort lautet, dass wir ohne Essen verhungern würden. Das jedoch veranlasst uns nicht dazu, drei feste Mahlzeiten am Tag oder kleine Snacks zwischendurch zu uns zu nehmen. Am häufigsten werden stattdessen die folgenden Gründe genannt:

- Routine
- Versuchung

- Langeweile
- Unruhe
- Geselligkeit

Meist dauert es eine Weile, bis jemand den einzig wahren Grund nennt, aus dem wir essen. Essen bedeutet Auftanken, und was veranlasst Sie dazu, Ihr Auto aufzutanken? Tun Sie das, wenn Sie Langeweile haben? Um sich bei Stress abzulenken? Um Ihr Auto zu belohnen? Weil es fünf Uhr ist und Sie immer um fünf Uhr tanken?

Nein, Sie betanken Ihr Auto, wenn die Kraftstoffanzeige Ihnen sagt, dass nicht mehr viel Benzin im Tank ist. Mutter Natur hat auch uns Menschen eine Kraftstoffanzeige mitgegeben. Nur leider sind wir so konditioniert, dass wir sie nicht beachten. Solange wir Kinder sind, sorgen unsere Eltern dafür, dass wir essen, und füttern uns Tag für Tag zu festen Zeiten. Wenn wir zu Hause ausziehen, ist uns diese Routine in Fleisch und Blut übergegangen, und wir wissen, dass wir nur zum Kühlschrank, in den Supermarkt oder in ein Restaurant gehen müssen, um Nahrung zu bekommen. Deshalb essen wir so, wie es unserer Routine entspricht oder bequem ist, und nicht dann, wenn unsere natürliche Kraftstoffanzeige darauf hinweist, dass wir Nahrung brauchen.

Was also ist diese Kraftstoffanzeige, die Ihnen verrät, wann Sie essen sollen?

HUNGER

Hunger ist eine natürliche Funktion, die allen Tieren und auch dem Menschen anzeigt, dass neue Nahrung benötigt wird, und sie veranlasst, sich auf die Suche nach Nahrung zu begeben. Diese Funktion ist damit weitaus genialer als die Kraftstoffanzeige in einem Auto. Routine, Versuchung, Langeweile, Unruhe, Geselligkeit und die vielen anderen Gründe, aus denen man angeblich isst, können Sie getrost vergessen. Wir essen einzig und allein deshalb, weil wir unseren Hunger stillen wollen.

»Wenn man genau auf seinen Hunger und das Sättigungsgefühl achtet, nimmt man zwangsläufig ab.«
Geneen Roth, Schriftstellerin

EIN GENUSS, AUF DEN ES SICH ZU WARTEN LOHNT?

Wenn ein wild lebendes Tier Hunger verspürt, macht es sich auf die Suche nach Nahrung. Das kann lange dauern und beschwerlich sein, und unter Umständen braucht es mehrere Stunden, bis es das nötige Futter gefunden hat. Hat ein Mensch Hunger, so kommt er in der Regel innerhalb weniger Minuten an Nahrung. Der Gedanke, über längere Zeit hungrig zu bleiben, schreckt uns ab. Hunger ist für uns gleichbedeutend mit Verhungern – wie oft sagen wir »Ich sterbe vor Hunger« oder »Ich bin schon halb verhungert«, wenn wir eine Zeitlang auf Nahrung warten mussten. Das ist natürlich maßlos übertrieben. Die meisten von uns haben absolut keine Ahnung, wie es sich anfühlt, vom Hungertod bedroht zu sein. Wenn dem so wäre, würden wir uns nicht so leichtfertig darüber äußern. Verhungern bedeutet Todesqualen. Das, was wir Hunger nennen, ist etwas ganz anderes. Genaugenommen ist Hunger ein Gefühl, das den Genuss beim Essen steigert.

Den Hunger zu stillen zählt zu den größten Genüssen im Leben, und sofern Sie sich an die Anleitung von Mutter Natur und sämtliche Anweisungen in diesem Buch halten, können Sie diesen Genuss für den Rest Ihres Lebens mehrmals täglich erleben.

Wenn Sie demnächst einmal Hunger verspüren, versuchen Sie, nicht sofort etwas zu essen, sondern warten Sie noch eine gute halbe Stunde und achten Sie genau darauf, was Sie verspüren. Sie wissen, dass Sie nicht leiden müssen. Ihr Hunger schadet Ihnen nicht. Ihr Magen rumort vielleicht ein wenig, aber das ist nicht besonders qualvoll, oder? Falls Sie tatsächlich leiden, ist das rein psychisch bedingt. Wenn Sie sich einreden, dass Sie sich etwas vorenthalten, fühlen Sie sich schlecht und betrachten Hunger als Ursache für Ihr Unglück. Deshalb sind Diäten so mühsam und letztendlich zum Scheitern verurteilt. Mit jedem Mal, dass Sie sich hungrig fühlen, wird das Gefühl von Verzicht stärker und Ihr Unbehagen größer.

Wir verlangen nicht, dass Sie sich etwas versagen, wenn Sie Hunger verspüren. Keine Sorge, schon bald werden Sie etwas essen, und die Nahrung wird besser schmecken als üblich. Das Ziel besteht darin, Hunger in einem anderen Licht zu sehen: nicht als Bedrohung, die man auf der Stelle abstellen muss, sondern als Quelle des Genusses, der immer größer wird, je länger Sie warten.

Die Franzosen sind als Gourmets bekannt und widmen dem Genuss beim Essen viel Zeit. Vor jeder Mahlzeit wünschen sie sich »bon appétit« – aus einem einfachen Grund: Je größer der Appetit, desto mehr genießt man die Mahlzeit. Ein weiterer genialer Aspekt im Plan von Mutter Natur sieht vor, dass Essen umso besser schmeckt, je hungriger man ist.

Sicher haben Sie das selbst schon einmal erlebt. Wenn Sie sich mit Ihrer Lieblingsnahrung vollstopfen, lässt der gute Geschmack nach den ersten paar Bissen nach, und je mehr Sie essen, desto geschmackloser wird die Nahrung, bis sie irgendwann geradezu widerlich wird.

Den Hunger zu stillen gehört zu den wahren Genüssen im Leben, von denen zu Beginn des Kapitels die Rede war. Um beim Essen echten Genuss zu erleben, müssen Sie richtig hungrig sein. Bei richtigem Hunger finden Sie an unterschiedlichster Nahrung Geschmack. Normalerweise würde es Ihnen vermutlich nicht im Traum einfallen, dicke Maden zu verspeisen, aber wenn Sie einige Tage lang ohne Verpflegung durch den australischen Dschungel gewandert sind, würden Sie die erste Made, die Ihnen über den Weg kriecht, auf der Stelle verschlingen und köstlich finden.

Wir möchten Sie natürlich nicht dazu anhalten, Maden zu essen oder mit Absicht auf Nahrung zu verzichten, damit Ihnen das Essen mehr Genuss bereitet. Wichtig ist die Erkenntnis, dass Sie nicht den erhofften Genuss erleben werden, wenn Sie essen, solange Sie nicht hungrig sind.

NEUNTE ANWEISUNG: ESSEN SIE NUR DANN, WENN SIE HUNGRIG SIND!

Das ist etwas anderes, als sich etwas zu versagen. Verzicht empfindet man nur, wenn man das Gefühl hat, ein Opfer zu bringen. Wenn Sie Ihren Hunger positiv sehen, bedeutet das kein Opfer. Vielleicht meinen Sie, wer den Hunger in die Länge zieht, um mehr Genuss beim Essen zu empfinden, könnte genauso gut enge Schuhe tragen, nur weil es so guttut, diese irgendwann wieder auszuziehen. Enge Schuhe sind sehr unangenehm, Hunger dagegen nicht. Den Hunger zu stillen ist jedoch genau so eine Wohltat, wie wenn man enge Schuhe wieder abstreift. Nach dem Plan von Mutter Natur erwartet uns der ganze Genuss ohne jegliche Qualen.

Sie wissen ja: Genuss ist ein wichtiger Teil unserer Überlebensfunktion. Er zeigt, dass wir gut für uns sorgen. Wenn Sie feststellen, dass Sie das Leben nicht genießen und Essen keinen Genuss bereitet, liegt es daran, dass Sie sich nicht an den Plan von Mutter Natur halten. Sie müssen sich nur wieder nach diesem Plan richten.

DIE KRAFTSTOFFANZEIGE VON MUTTER NATUR

Genau wie die Tankanzeige darauf hinweist, dass Ihr Auto Benzin braucht, zeigt Hunger, dass Sie essen müssen. Bei einer Autofahrt halten Sie nicht auf der Stelle an, sobald die Anzeige nicht mehr auf »Voll« steht, sondern warten, bis der Tank fast leer ist. Das gleiche Prinzip gilt für die Tankanzeige von Mutter Natur.

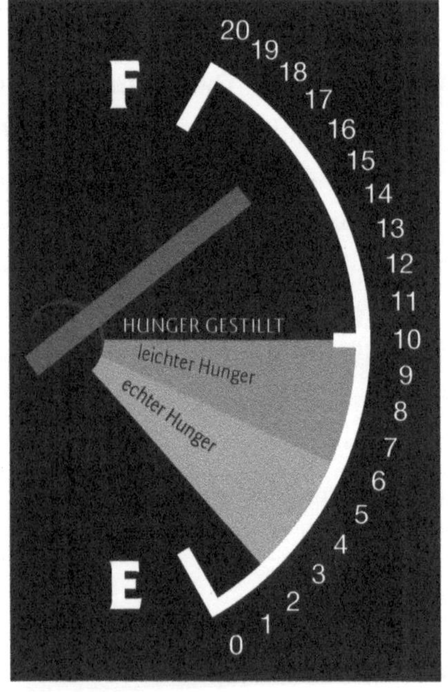

Ich habe bereits erläutert, dass Essen besonders gut schmeckt und größeren Genuss bereitet, wenn Sie längere Zeit hungrig gewesen sind. Wenn Sie die Kraftstoffanzeige richtig verstehen, wird Ihnen jede Mahlzeit den größtmöglichen Genuss bereiten.

Stellen Sie sich Hunger als Tankanzeige mit den Zahlen von 0 bis 20 vor – 0 bedeutet dabei leer und 20 komplett gefüllt. Auf dieser Anzeige ist 10 der Punkt, an dem der Hunger gestillt ist, der Bereich zwischen 7 und 10 ist leichter Hunger, und der Bereich zwischen 3 und 7 ist echter Hunger. Wenn Sie essen, wenn der Zeiger zwischen 10 und 20 steht, reagieren Sie nicht auf ein echtes Hungergefühl, sondern werden vermutlich durch einen Geruch oder eine andere Assoziation verlockt, die ein Verlangen ausgelöst hat.

Hunger verspüren Sie, wenn die Anzeige unter 10 fällt, doch das ist noch kein besonders starkes Gefühl, sondern lässt sich problemlos aushalten. Die Empfindung ist keinesfalls qualvoll, und wenn Sie sie positiv sehen und nicht als Problem, das sofort abgestellt werden muss, garantiert sie großen Genuss. Wenn Sie in diesem Anzeigebereich etwas essen, wird Ihnen die Nahrung nicht den vollen Genuss verschaffen, weil Ihre Geschmacksknospen nicht so reagieren, wie sie könnten. Fällt die Nadel unter 7 in den Bereich mit echtem Hunger, sollten Sie sich überlegen, was Sie essen könnten.

Sie müssen unbedingt lernen, Ihre Kraftstoffanzeige richtig zu lesen, und sich mit Ihrem Hunger vertraut machen, damit Sie darauf richtig reagieren können. Sie müssen wissen, dass leichter Hunger sich wie echter Hunger anfühlen kann, wenn er beispielsweise durch den Geruch oder Anblick von Nahrung verstärkt wird. Wenn Sie leichten Hunger verspüren und jemand berichtet, was er am Vorabend Köstliches im Restaurant gegessen hat, fühlen Sie sich hungriger, als Sie wirklich sind. Das ist eine der wichtigsten Waffen der Gehirnwäsche, mit der die Lebensmittelindustrie Sie dazu bringt, mehr zu essen als Sie wollen oder müssen. Dort weiß man: Wenn man Ihnen Nahrung in einer bestimmten Form präsentiert, werden Sie glauben, dass Sie hungrig sind, und stärkeres Verlangen verspüren.

Ihr Gewichtsproblem können Sie nur lösen, wenn Sie die unterschiedlichen Stufen des Hungers erkennen. Es ist kinderleicht, die Gehirnwäsche der Lebensmittelindustrie rückgängig zu machen und zu durchschauen, dass das, was Sie für echten Hunger gehalten haben, möglicherweise nur leichter Hunger ist. Wenn Sie abgelenkt sind, kann dieses Gefühl sogar vollkommen verschwinden. Nehmen Sie es dennoch wahr, dann keine Panik! Sehen Sie es als Hinweis darauf, dass Ihnen eine besonders genussvolle Mahlzeit bevorsteht, und freuen Sie sich darüber, wie der Hunger stärker wird. Sie wissen ja: Je größer der Hunger, desto besser wird die Mahlzeit schmecken.

Wer zulässt, dass der Hunger stärker wird, übt keinen Verzicht. Sie versagen sich die Nahrung nicht, sondern schieben den Moment der Erfüllung lediglich auf. Damit geben Sie sich die Chance, genau zu ermitteln, wie hungrig Sie wirklich sind und welche Nahrung Sie wirklich zu sich nehmen wollen.

Wenn wir unseren Hunger auf der Stelle stillen, greifen wir in der Regel zu sogenannten Convenience-Produkten – industriell verarbeitetem, abgepacktem Junkfood, das kaum Nährwert aufweist und den Hunger damit nicht richtig stillen kann.

Damit kommen wir zum zweiten Teil des Auftankvorgangs.

DANN SOLLTEN SIE MIT DEM ESSEN AUFHÖREN

Wenn Sie ein Auto betanken, machen Sie den Tank in der Regel entweder ganz voll oder tanken nur bis zu einer bestimmten Summe. Beide Methoden haben ihre Vorteile, doch keine von beiden sorgt für optimale Fahrleistung. Je mehr Treibstoff im Tank, desto schwerer und damit leistungsschwächer wird das Auto. In der Formel 1 stellt man daher sorgfältige Berechnungen an, damit die Wagen genau die richtige Treibstoffmenge bekommen, die bis zur Ziellinie benötigt wird, mehr nicht.

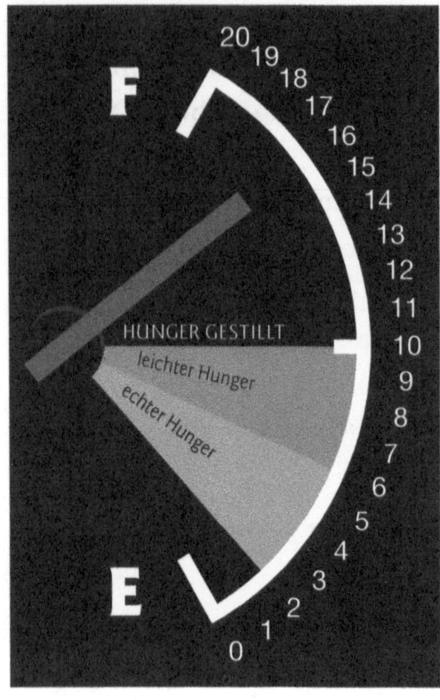

Solche Berechnungen müssen wir beim Auftanken zum Glück nicht anstellen – die Kraftstoffanzeige von Mutter Natur nimmt uns diese Arbeit ab. Allerdings gilt auch hier, dass wir darauf achten müssen.

Am besten schmeckt die Nahrung, wenn die Anzeige zwischen 3 und 7 steht. Je voller Sie werden, desto mehr lässt Ihr Hunger nach, bis Sie Stufe 10 erreichen und der Hunger gestillt ist. Essen Sie weiter bis Stufe 20, sind Sie zum Platzen voll. Wer dennoch weiter isst, fühlt sich aufgebläht und unbehaglich, so dass im wahrsten Sinne des Wortes ein schlechter Geschmack im Mund entsteht.

Als Kinder werden wir darauf konditioniert, unserer Kraftstoffanzeige keine Beachtung zu schenken. Man setzt uns zu festen Tageszeiten einen Teller voll Essen vor, den wir komplett leeressen sollen, ganz gleich, wie hungrig wir sind. Damit gewöhnen wir uns an, unser Essverhalten nach Routine und Sitten zu richten und nicht auf die Bedürfnisse des Körpers zu achten. Diese Konditionierung lässt sich allerdings sehr leicht wieder rückgängig machen. Wenn Sie Hunger als geniale Kraftstoffanzeige zu schätzen wissen, die verrät, wann Sie essen sollten, werden Sie auch die Signale erkennen, die Ihnen zeigen, wann Sie genug haben.

LASSEN SIE SICH ZEIT

Essen Sie langsam, damit Ihr Körper genügend Zeit hat, um zu erkennen, dass er alle erforderlichen Nährstoffe bekommen hat. Wenn Sie Ihre Nahrung hinunterschlingen, verspüren Sie immer noch Hunger, wenn Sie bereits genug gegessen haben, und nehmen letztendlich zu viel zu sich.

DESHALB ESSEN WIR ZU VIEL

Ihr Hunger ist gestillt, wenn Sie sich mit allen Nährstoffen versorgt haben, die Ihr Körper braucht. Genauso verhält es sich mit Durst, doch wenn Sie Wasser trinken, hören Sie auf, sobald Ihr Durst gelöscht ist, und nicht erst dann, wenn der ganze Magen gefüllt ist. Weshalb funktioniert das nicht auch beim Essen?

Nun, es funktioniert schon, aber nur, wenn Sie die richtige Nahrung zu sich nehmen. Enthält sie nicht die Nährstoffe, die Ihr Körper braucht, registriert die Kraftstoffanzeige niemals »satt«, und Sie hören erst dann auf zu essen, wenn Sie zum Platzen voll sind und nichts mehr in Ihren Magen passt. Wenn Sie regelmäßig Nahrung mit geringem Nährwert essen, wird es zur Regel, dass Sie zu viel essen.

NÄHRSTOFFMANGEL HAT ZUR FOLGE,
DASS MAN ZU VIEL ISST.

Ein Sättigungsgefühl stellt sich nur ein, wenn Sie die richtige Nahrung essen. Und nur wenn Sie Sättigung verspüren, wissen Sie, wann Sie mit dem Essen aufhören sollten. Zunächst jedoch müssen Sie die Gehirnwäsche rückgängig machen, die Sie daran hindert, Ihre Lieblingsnahrung zu erkennen und zu wissen, wann Sie genug gegessen haben.

Wann Sie essen sollten und wann Sie genug gegessen haben, ist ganz einfach zu erkennen: Sie sollten essen, wenn Sie Hunger haben, und aufhören, wenn Sie satt sind. Wenn Sie diesen Grundsatz befolgen, werden Sie feststellen, dass jede Mahlzeit ein Genuss ist und Sie keinerlei Gewichtsprobleme haben.

DIE WÜRZE DES LEBENS

Besonders rasch und wirkungsvoll lässt sich Hunger mit Nahrung stillen, die randvoll mit den nötigen Nährstoffen ist. Vielleicht haben Sie Bedenken, ob eine solche Ernährung auch abwechslungsreich genug ist. Schließlich wissen Sie, dass die meisten Nahrungsmittel nur einen sehr geringen Nährstoffgehalt aufweisen.

Wir reden uns gerne ein, dass wir Abwechslung lieben. In Supermärkten werden nicht nur die verschiedensten Lebensmittel angeboten, sondern auch verschiedene Marken in jeder Kategorie, so dass der Eindruck entsteht, wir könnten aus vielen unterschiedlichen Artikeln wählen – dabei unterscheiden sich im Grunde nur die Verpackungen. Die schier unendliche Auswahl begeistert uns, aber wie abwechslungsreich ernähren Sie sich eigentlich wirklich?

Zählen Sie bei Ihrem nächsten Gang in den Supermarkt, wie viele unterschiedliche Lebensmittel Sie im Einkaufswagen haben. Und überlegen Sie einmal, wie oft sich die einzelnen Punkte auf der Einkaufsliste ändern. Je nach Wetter, Lust und Laune oder Haushaltskasse mag von Woche zu Woche das eine oder andere dazukommen oder wegfallen, doch die Mehrheit der Artikel bleibt unverändert gleich.

Die Abteilung mit den Frühstücksflocken ist ein besonders anschauliches Beispiel. Sie finden ein breites Sortiment an Produkten in den verschiedensten Größen und Formen vor, dennoch greifen wir fast alle jedes Mal zu den gleichen vertrauten Sorten. Wir versuchen nicht, alle verschiedenen Frühstücksflocken auszuprobieren, die im Angebot sind, sondern geben uns damit zufrieden, monate- oder jahrelang immer die gleichen zu essen. Ist uns doch einmal nach Abwechslung zumute, suchen wir uns ein neues Produkt aus, das dann wiederum für lange Zeit unser Favorit bleibt.

WENN WIR UNS FÜR EINE LIEBLINGSNAHRUNG ENTSCHIEDEN HABEN, ESSEN WIR SIE NUR ZU GERNE IMMER WIEDER.

Die Pizzeria oder das Chinarestaurant sind zwei weitere Paradebeispiele für die Illusion von Abwechslung. Dort findet sich auf der Speisekarte ein vielfältiges Angebot, das wir nur zu gerne studieren, die Vor- und Nachteile aller Gerichte werden sorgfältig erörtert, bevor wir die Bestellung aufgeben. Und dann entscheiden wir uns doch für die Speise, von der wir wissen, dass Sie uns schmeckt – genau die, die wir immer bestellen.

So viel zum Thema Abwechslung.

In Wirklichkeit macht es uns überhaupt nichts aus, zu jeder Mahlzeit die gleiche Nahrung zu uns zu nehmen, sofern es sich um unsere Lieblingsnahrung handelt. Und dagegen gibt es rein gar nichts einzuwenden, sofern wir so die Energie und die Nährstoffe bekommen, die der Körper braucht. Wenn Sie finden, dass das langweilig klingt, keine Sorge! Niemand zwingt Sie, Tag für Tag die gleiche Nahrung zu essen. Sie können jederzeit etwas Neues ausprobieren. Doch sobald sich eine Speise zu Ihrer Lieblingsnahrung entwickelt, wird die menschliche Natur danach verlangen, dass Sie diese möglichst regelmäßig zu sich nehmen. Und wieso auch nicht? Wenn man die Wahl zwischen der Lieblingsnahrung und einer anderen Alternative hat, wieso sollte man dann die Alternative wählen?

Die Lebensmittelindustrie verleitet uns durch die Gehirnwäsche zu der Überzeugung, dass wir eine ungeheuer abwechslungsreiche Ernährung brauchen, da sie uns möglichst viele verschiedene Produkte verkaufen will. Genau wie neue Trends für die Bekleidungsindustrie lebensnotwendig sind, damit neue Kleidung gekauft wird, obwohl die alte noch nicht abgetragen ist, braucht die Lebensmittelindustrie neue Marken, damit wir mehr Lebensmittel kaufen, als wir benötigen.

Genau wie in der Mode gibt es auch in der Lebensmittelbranche bestimmte Trends, die von verschiedenen Faktoren abhängen. In den 1970er Jahren waren Krabbencocktails und Schwarzwälder Kirschtorte angesagt, heute sind sie so altmodisch wie Schlaghosen und Plateauschuhe. Natürliche Nahrung dagegen bleibt immer aktuell. Oder können Sie sich vorstellen, dass Sie irgendwann den Geschmack von Äpfeln leid werden?

DIE FEHLERTOLERANZ

Frühstücksflocken enthalten kaum Nährstoffe, und wenn Sie die Unterschiede zwischen den verschiedenen Angeboten genau unter die Lupe nehmen, stellen Sie schnell fest, dass sie im Grunde alle gleich sind: ein Weizen- oder Maisprodukt, das gekocht und in eine andere Form gebracht wurde und so gut wie keinen Eigengeschmack hat. Nur der hohe Gehalt an Zucker, nach dem wir süchtig werden, sorgt dafür, dass wir immer mehr davon wollen.

So etwas eignet sich nicht als erste Mahlzeit des Tages, zu der Sie besonders viele Nährstoffe brauchen, doch die Lebensmittelindustrie vermarktet solche Produkte als »idealen Start in den Tag«. Vielen Menschen ist das Frühstück die liebste Mahlzeit des Tages, doch das liegt nicht dran, dass die Cerealien so besonders köstlich oder gesund sind. Ganz im Gegenteil. Das Frühstück schmeckt uns deshalb besonders gut, weil wir die ganze Nacht auf Nahrung verzichtet haben und unsere Geschmacksknospen daher an fast allem Geschmack finden.

In Kapitel acht habe ich die Junkfood-Toleranz erläutert – eines der vielen Wunder im Plan von Mutter Natur, die es allen Tieren, auch dem Menschen, ermöglicht, auch von zweit- und drittklassiger Nahrung zu leben, wenn die Lieblingsnahrung nicht zur Verfügung steht. Der Gorilla beispielsweise isst am liebsten Früchte, doch wenn er keine Früchte findet, ernährt er sich auch von anderen Pflanzen. Er zwingt sich nicht gezielt dazu, andere Pflanzen hinunterzuwürgen, um nicht zu verhungern, sondern lässt sich von seinem Instinkt leiten. Je hungriger der Gorilla wird, desto besser schmeckt ihm zweit- und drittklassige Nahrung. Der Gorilla muss sich nicht bewusst entscheiden, Hunger und seine Geschmacksknospen nehmen ihm die Entscheidung ab.

Hier jedoch zeigt sich ein entscheidender Unterschied zwischen dem Gorilla und den meisten Menschen: Sobald er wieder Früchte findet, ernährt sich der Gorilla wieder von Früchten, da sie seine Lieblingsnahrung sind – die Nahrung, die dem Gorilla am besten schmeckt. Keine Gehirnwäsche hat ihn dazu verleitet, etwas anderes zu denken.

Mutter Natur hat uns eine breite Fehlertoleranz zugestanden, so dass Sie eine ganze Menge an zweitklassiger Nahrung zu sich nehmen können. Diese Junkfood-Toleranz ist für die Easyway-Methode sehr wichtig, denn im Gegensatz zu speziellen Diäten müssen Sie niemals sagen: »Dies oder das darf ich nicht essen.« Es gibt keine starren Regeln. Für klassisches Junkfood, also Pizza, Pommes und Burger, gilt die Toleranz allerdings nicht – so etwas werden Sie künftig nicht mehr essen. Die Toleranz gilt für zweitklassige Nahrung. Sie können weiterhin Fleisch, Nudeln und Brot zu sich nehmen – all das, was Sie jetzt auch essen –, sofern die überwiegende Mehrheit Ihrer Nahrungsmittel die richtige Nahrung ist, die Mutter Natur für Sie vorgesehen hat.

Gewichtsprobleme lassen sich ganz einfach erklären:

Durch unsere Intelligenz und die damit verbundene Fähigkeit, Fehlinformationen zu verbreiten, ist die Junkfood-Toleranz die Norm geworden, und die Nahrung, die eigentlich unsere Lieblingsnahrung sein sollte, ist mittlerweile nachrangig. Diesen Prozess sollen Sie nun mit Hilfe Ihrer Intelligenz rückgängig machen, damit Sie nährstoffreiche Nahrung und Junkfood wieder im richtigen Licht sehen. Lassen Sie uns deshalb festhalten, was die richtige Nahrung ist und was in die Toleranzgruppe gehört.

ZUSAMMENFASSUNG

- Hunger ist der einzige und wahre Grund, aus dem wir essen.
- Betrachten Sie Hunger als angenehm, nicht als qualvoll.
- Wenn Sie Hunger als quälend empfinden, sind das lediglich psychische Qualen.
- Je hungriger Sie sind, desto besser schmeckt Ihr Essen.
- Sättigung ist der wahre Genuss, der sich beim Essen einstellt.
- Neunte Anweisung: ESSEN SIE NUR, WENN SIE HUNGRIG SIND!
- Hören Sie auf zu essen, wenn Ihr Hunger gestillt ist, nicht erst, wenn Sie voll sind.
- Hunger wird nur gestillt, wenn man nährstoffreiche Nahrung zu sich nimmt.

- Nährstoffmangel führt dazu, dass man zu viel isst.
- Essen Sie langsam, damit Ihr Körper die Nährstoffzufuhr registriert.
- Dass Ernährung besonders abwechslungsreich sein muss, ist eine Illusion.
- Machen Sie sich klar, wofür die Junkfood-Toleranz gut ist.

16.

Das gehört zur Junkfood-Toleranz

IN DIESEM KAPITEL

- ZUCKERSUCHT
- DIE WAHRHEIT ÜBER FLEISCH UND MILCHPRODUKTE
- SCHRITTWEISE UMSTELLUNG

Unsere tägliche Ernährung umfasst im Wesentlichen drei Arten von Nahrungsmitteln. Wenn Sie verstehen, wie diese Nahrungsmittel wirken und weshalb sie unter die Junkfood-Toleranz fallen, können Sie Ihre Ernährungsweise ganz leicht umstellen.

Süße, saftige Früchte sind die Lieblingsnahrung des Menschen – ist es da nicht jammerschade, dass so viele Lebensmittel, die uns schaden, ebenfalls süß schmecken? Man sollte meinen, es wäre besser, wenn wir eine Vorliebe für Bitteres hätten, denn dann würden uns Kuchen, Süßigkeiten und zuckerhaltige Getränke nicht so stark ansprechen. Es ist jedoch kein Zufall, dass so viel Junkfood süß ist: Die Lebensmittelindustrie ahmt damit den Geschmack unserer Lieblingsnahrung nach.

Dass raffinierter Zucker schädlich ist, ist allgemein bekannt. Darüber machen wir uns keine Illusionen. Dennoch finden wir es unglaublich schwer, uns ohne Zucker zu ernähren, denn er macht genauso süchtig wie beispielsweise Nikotin.

Während des Raffinierens entzieht man der Zuckerrohrpflanze sämtliche Ballaststoffe, Vitamine und Mineralstoffe, so dass nur noch eine weiße kristalline Substanz zurückbleibt, die sehr süß und leicht löslich ist. So kann sie mühelos anderen Lebensmitteln beigemengt werden, um uns vorzugaukeln, wir äßen eine süße Frucht. Anders als Früchte hat raffinierter Zucker jedoch keinerlei gute Inhaltsstoffe, sondern liefert nur sogenannte »leere Kohlenhydrate«, also sehr viele Kohlenhydrate ohne Nährstoffe. Nimmt man davon zu viel zu sich, erhält der Körper übermäßig viele

Kohlenhydrate – mehr, als er verbrennen kann –, und dieser Überschuss wird in Fett umgewandelt. Doch da jegliche Nährstoffe fehlen, wird der Hunger nicht gestillt, sondern man hat das Bedürfnis, immer mehr zu essen. Von Zucker will man immer mehr, da diese weiße kristalline Substanz außerdem stark süchtig macht. Zudem hat sie fatale Folgen für Ihren Blutzuckerspiegel, den sie erst künstlich in die Höhe treibt und dann absacken lässt.

Zu allem Übel wird raffinierter Zucker in der Regel mit anderen industriell verarbeiteten Substanzen wie Fett oder Mehl vermengt, so dass sich das Problem der Gewichtszunahme verschärft. Solche Nahrung genießen wir nicht, sondern schlingen sie meist hinunter. Wieso? Weil wir sie nur essen, um uns so schnell wie möglich mit einer Droge zu versorgen.

So wird klar, wie sich raffinierter Zucker zu der schlimmsten Substanz in Industrienationen entwickeln konnte. Heroin- und Kokainabhängige sind eher selten, die Zuckersucht jedoch betrifft irgendwann fast jeden Menschen. Vielleicht meinen Sie, Sie selbst seien nicht zuckersüchtig. Achten Sie aber einmal genau auf die Etiketten aller Lebensmittel, die Sie kaufen, und versuchen Sie, sich ganz ohne Zuckerhaltiges zu ernähren. Sie werden ein Verlangen feststellen – das gleiche Verlangen, das Raucher zwischen zwei Zigaretten verspüren. In diesem Fall wird es durch den Zuckerentzug ausgelöst.

Zudem werden Sie staunen, wie viele Nahrungsmittel raffinierten Zucker enthalten. Selbst in herzhaften Speisen, die nicht süß schmecken, wie Pizza und Chips, stecken erhebliche Zuckermengen. Deshalb sind sie so beliebt. Der Zucker macht uns weis, dass sie köstlich sind.

Unsere Vorliebe für Süßes sollte nicht als Schwäche betrachtet werden, denn sie hat uns Millionen Jahre lang das Überleben gesichert. Erst als wir beschlossen, schlauer zu sein als die Natur und eine Substanz erschufen, die unsere Geschmacksknospen in die Irre führt, wurde uns die Liebe zu Süßem zum Verhängnis. Nun halten wir zuckerhaltige Nahrung von klein auf für köstlich, während dieser köstliche Geschmack in Wirklichkeit der Geschmack von Früchten ist. Außerdem redet man uns ein, zuckerhaltige Nahrung mache glücklich.

Durch diese Gehirnwäsche entsteht das große Monster in Ihrem Kopf. Im Gegensatz zum kleinen Monster, das sich nur leise meldet, wenn Sie es nicht mit raffiniertem Zucker versorgen, kann das große Monster Sie wirklich unglücklich machen. Wird es geweckt, redet es Ihnen ein, dass Ihnen etwas vorenthalten wird, bis Sie Ihre nächste Dosis Zucker bekommen.

Sie müssen sich eines klarmachen: Wenn Sie etwas essen, das raffinierten Zucker enthält, laufen Sie Gefahr, zuckersüchtig zu werden. Sie essen Zucker allein deshalb, weil die Gehirnwäsche Sie davon überzeugt hat, er bedeute Genuss oder einen Vorteil. Dabei verschafft er lediglich den Genuss einer vorübergehenden Erleichterung, weil das kleine Monster kurzzeitig Ruhe gibt. Wenn Sie jedoch die Gehirnwäsche rückgängig machen und erkennen, dass Zucker Ihnen rein gar nichts bringt, können Sie das kleine Monster ganz leicht besiegen und sich von Ihrem Verlangen nach Zucker befreien.

DIE WAHRHEIT ÜBER FLEISCH UND MILCHPRODUKTE

Wir alle wissen, dass Zucker nicht gut für uns ist, essen ihn jedoch weiter, weil die Gehirnwäsche uns weismacht, er bedeute Genuss oder einen Vorteil. Es gibt jedoch noch zwei weitere Gruppen von Nahrungsmitteln, über die große Unklarheit herrscht:

- Fleisch, also das Fleisch sämtlicher Tiere, einschließlich Meeresfrüchte
- Milchprodukte, also Milch und sämtliche Nebenerzeugnisse

Wir werden nicht nur dazu angehalten, diese Nahrungsmittel zu uns zu nehmen, sondern man redet uns sogar sein, sie seien für eine gesunde Ernährung unerlässlich. Die Mythen, dass Fleisch wichtiges Eiweiß und Milchprodukte Kalzium liefern, habe ich bereits erläutert und außerdem erklärt, dass diese Nahrungsmittel Ihrem Verdauungsapparat schwer zu schaffen machen. Wie also sind sie zu so grundlegenden Bestandteilen der menschlichen Ernährung geworden?

Die Natur hat vorgesehen, dass wir uns an zweitklassige Nahrung gewöhnen können, wenn Nahrung knapp ist. So ist es vermutlich dazu gekommen, dass wir überhaupt Fleisch konsumiert haben, und aus diesen Extremsituationen hat sich die gesamte Fleischindustrie entwickelt. Allerdings schämen wir uns sehr für diese Industrie. Wer von uns würde schon freiwillig zusehen, wie unsere nächste Mahlzeit im Schlachthof getötet wird, oder sich selbst ein Tier schlachten? Mit dem Tötungsvorgang haben wir lieber nichts zu tun. Deutet das nicht darauf hin, dass wir von Natur aus nicht zum Fleischfresser bestimmt sind?

Eine Katze kennt keine solchen Vorbehalte, wenn sie sich auf ein Vogelbaby stürzt. Wenn in Natursendungen zu sehen ist, wie ein Löwe eine Antilope jagt, hoffen wir inständig, die Antilope werde entkommen. Verhält man sich so, wenn man von der Natur dazu bestimmt ist, Fleisch zu töten und zu verschlingen?

Aufgrund unserer Tierliebe ist es uns sehr unangenehm, die grausige Wirklichkeit des Fleischkonsums zu akzeptieren. Von Natur aus neigen wir eher dazu, Tiere zu schützen, statt sie zu töten. Wieso sollte Mutter Natur es so einrichten, dass wir den emotionalen Drang verspüren, etwas zu schützen, das wir verzehren müssen, weil unser Körper es braucht?

Das hat sie tatsächlich nicht getan. Wir sind nicht dazu bestimmt, Fleisch zu essen. Vergleichen Sie Ihre Zähne und Fingernägel mit den Zähnen und Klauen einer einfachen Hauskatze – meinen Sie wirklich, Sie könnten mit bloßen Händen und Zähnen ein Tier erlegen und in Stücke reißen? Wenn Sie das versuchen würden, könnten Sie nicht einmal das rohe Fleisch richtig kauen. Selbst wenn es Ihnen gelänge, ein Stück hinunterzuwürgen, wäre Ihr Verdauungsapparat damit heillos überfordert.

Der Magen von Fleischfressern enthält weitaus mehr Salzsäure als der menschliche Magen. So können diese Tiere Fleisch deutlich besser verdauen und Abfallstoffe über ihren relativ kurzen Darm schnell wieder ausscheiden. Im menschlichen Magen dagegen fehlen die nötigen Enzyme zur richtigen Fleischverdauung, so dass ein großer Teil wieder ausgeschieden wird. Bis zu zwanzig Stunden dauert es, bis die gärende Masse Ihren Darm wieder verlässt.

Sie können sich vorstellen, wie das Ihrem Körper zusetzt, doch darauf achten wir erst dann, wenn wir Beschwerden in Form von Magenverstimmungen, Verstopfung oder anderen Verdauungsstörungen wahrnehmen. Ansonsten heißt es: »Aus den Augen, aus dem Sinn.« Ihr Körper ist deutlich belastbarer als ein Automotor und kämpft tapfer gegen die schlechte Behandlung an, doch wenn Sie Fleisch klein schneiden und in Ihren Magen gelangen lassen, um sich mit Eiweiß zu versorgen, könnten Sie genauso gut einen Plastikkorb zerhacken und in den Benzintank geben, damit Ihr Motor Benzin bekommt. Es bringt Ihnen keinerlei Vorteile und jede Menge Probleme.

Je weniger Fleisch Sie also essen, desto besser. Das bedeutet nicht, dass Sie vegan leben müssen. Sie dürfen nach wie vor Fleisch und Fisch zu sich nehmen, wenn Sie das möchten, sofern diese nicht den Hauptbestandteil Ihrer Ernährung bilden. Wir sind so konditioniert, dass wir drei Mahlzeiten am Tag, davon mindestens zwei, oft sogar alle drei mit Fleisch, als normal und für unsere Bedürfnisse geeignet betrachten. Wenn Sie jedoch genau überlegen, wie schlecht wir körperlich und emotional auf Fleischkonsum eingestellt sind, kann man sich kaum ein Nahrungsmittel vorstellen, das für den menschlichen Verzehr SCHLECHTER geeignet wäre.

Milchprodukte dagegen widersprechen unserer Tierliebe nicht, sondern geben uns vielmehr die Möglichkeit, diese Zuneigung darauf zu verwenden, Vieh aufzuziehen, zu hegen und zu pflegen, damit es uns möglichst lange mit möglichst viel Milch versorgt. Und ist Milch nicht auch der Quell des Lebens, der uns von Geburt an ernährt?

Milch ist die Lieblingsnahrung aller neugeborenen Säugetiere. Sie fließt ganz natürlich aus der Mutterbrust und liefert alle Vitamine und Nährstoffe, die Neugeborene brauchen. Das akzeptieren wir instinktiv als Tatsache. Wenn wir ein Baby an der Brust trinken sehen, versuchen wir nicht, ihm eine abwechslungsreichere Ernährung aufzudrängen oder ihm zusätzliche Vitaminprodukte einzuverleiben. Wir können den einzigen Teil der Anleitung von Mutter Natur akzeptieren, der noch nicht in Vergessenheit geraten ist, und erkennen, dass das Baby genau die richtige Nahrung bekommt, die für es vorgesehen ist. Das gleiche instinktive Wohlbehagen empfinden wir, wenn wir ein säugendes Jungtier sehen, sei es ein Kalb, ein Kitz, ein Welpe oder ein anderes Tier.

Als Kinder werden wir dazu angehalten, Milch zu trinken, damit wir starke Knochen und Zähne bekommen. Dies beruht jedoch auf einem Denkfehler, den wir nicht hinterfragen. Babys trinken die Milch ihrer Mutter, die Milch, die Mutter Natur für Menschenkinder vorgesehen hat. Sie ist anders als die Milch, die Welpen, Kitze oder Kälbchen trinken. Alle Säugetiere geben ganz speziell zusammengesetzte Milch mit genau der richtigen Menge an Vitaminen, Eisen, Kalzium und so weiter, die das jeweilige Junge braucht. Einem neugeborenen Baby gibt man niemals Kuhmilch. Doch sobald wir von der Mutterbrust entwöhnt sind, sollen wir auf einmal Kuhmilch trinken. Früher war das in britischen Schulen sogar zwingend vorgeschrieben! Jeder Brite in einem gewissen Alter erinnert sich noch genau an die Viertelliterflaschen mit warmer, saurer Milch, auf der an Sommertagen eine zentimeterdicke Schicht geronnener Sahne lag. Das, so hieß es, sei gesund!

Milch enthält einen Stoff namens »Kasein«, der in Ihrem Magen dicke, feste Klumpen bildet, die sich nur schwer verdauen lassen. Kasein ist in jeder Milch zu finden, in Kuhmilch ist der Gehalt jedoch dreihundert Mal höher als in menschlicher Muttermilch. Milchprodukte sind zwar etwas leichter verdaulich als Fleisch, doch ist das schon Grund genug für die Annahme, sie täten Ihnen gut? Ihr Körper gibt sein Bestes, um Sie zu schützen, deshalb nehmen Sie zumeist gar nicht wahr, welcher Schaden in Ihrem Inneren angerichtet wird. Wenn Sie diese Schäden sehen könnten, würden Sie sich genau überlegen, ob Sie noch Milchprodukte essen wollen.

Sollten wir also zeitlebens Muttermilch trinken? Keineswegs. Kennen Sie außer dem Menschen und domestizierten Haustieren irgendein Tier, das im Erwachsenenalter noch Milch zu sich nimmt? Milch ist für Babys gedacht, als einfache Ernährungsweise, die einen gesunden Start ins Leben verspricht. Mutter Natur hat sie zudem so konzipiert, dass alle Säugetiere noch im Kindesalter entwöhnt werden.

Um Milch verdauen zu können, benötigen wir die Enzyme Renin und Lactase. Etwa um den dritten Geburtstag herum sind diese weitestgehend aus unserem Verdauungsapparat verschwunden. In diesem Alter sollten wir entwöhnt und zu fester Nahrung übergegangen sein. Wer auch danach noch weiter Milch trinkt, belastet seinen Verdauungsapparat ganz erheblich.

SCHRITTWEISE UMSTELLUNG

Die offensichtliche Schlussfolgerung lautet also, dass Erwachsene keine Milch trinken sollten, und ganz sicher nicht die Milch eines anderen Tieres. Zudem ist es sowohl körperlich als auch emotional unnatürlich, dass der Mensch regelmäßig Fleisch isst. Fleisch und Milchprodukte sind zweit- und drittklassige Nahrungsmittel. Sie sind nicht unsere Lieblingsnahrung. Unsere Lieblingsnahrung sind frische Früchte, Nüsse, Gemüsesorten und Körner.

Es ist kein Problem, wenn Sie sich ein Leben ohne Fleisch oder Fisch, Milch oder Käse nur schwer vorstellen können. Niemand verlangt von Ihnen, diese Lebensmittel aufzugeben. Ich hoffe jedoch, dass Sie mittlerweile genug gelesen haben, um zumindest zu hinterfragen, was Sie bislang über diese Produkte zu wissen glaubten, und zu erkennen, dass es empfehlenswert ist, den Konsum einzuschränken.

Tatsache ist, dass die meisten Menschen bereits reichlich frisches Obst, Gemüse und Körner in unterschiedlicher Form zu sich nehmen. Sie sollten keine radikalen Veränderungen vornehmen, sondern lediglich die Mengen etwas umstellen, so dass diese Nahrungsmittel die Grundlage Ihrer regelmäßigen Ernährung bilden, während zweitklassige Nahrung unter die Junkfood-Toleranz fällt. Sie werden sich mindestens genauso abwechslungsreich ernähren wie bisher. Ihre Mahlzeiten werden besser schmecken. Und Sie werden sich nach jedem Essen zufrieden und voller Energie fühlen.

Wenn diese Ernährungsweise allmählich Normalität wird, ändert sich auch Ihre Einstellung zu Nahrungsmitteln, von denen Sie jetzt noch glauben, dass sie Ihnen fehlen werden. Ihr Verlangen danach wird nachlassen und möglicherweise ganz verschwinden. Sie werden erkennen, dass der Genuss, den Sie beim Verzehr zu spüren glaubten, nur eine Illusion war, und staunen, wie leicht Sie Ihre gesamte Ernährung umstellen konnten.

Sie wissen ja, was wir versprechen: »Sie können jederzeit so viel von Ihrer Lieblingsnahrung essen, wie Sie möchten.« Was also bietet uns die Speisekammer von Mutter Natur?

ZUSAMMENFASSUNG

- Raffinierter Zucker soll die Süße nachahmen, die wir in frischem Obst genießen.
- Dabei handelt es sich um »leere Kohlenhydrate«, die Kalorien ohne Nährwert liefern.

- Zucker macht süchtig und ruft ein Verlangen hervor, das sich nur durch noch mehr Zucker stillen lässt.
- Der Mensch ist körperlich und emotional nicht dazu geschaffen, Tiere zu töten, um sie zu essen.
- Fleisch verlangt dem menschlichen Verdauungsapparat sehr viel ab und bietet nur wenig Geschmack oder Nährwert.
- Milch sollen wir nur im Säuglingsalter trinken, und auch dann nur die Milch unserer Mütter.

17.

Unsere wahre Lieblingsnahrung

IN DIESEM KAPITEL

- VON SCHIMPANSEN LERNEN
- WUNDERBARES OBST
- IHR GANZ PERSÖNLICHER KAMPF
- ESSEN, OHNE DEN HUNGER ZU FÖRDERN

Mittlerweile wissen wir, welche Nahrungsmittel Sie vermeiden sollten. Jetzt geht es um die Nahrung, auf die Sie sich freuen können.

Um festzustellen, welche Nahrung Mutter Natur für den menschlichen Konsum vorgesehen hat, müssen wir einen Blick zurück in die Zeit werfen, als das Geheimnis des Feuers noch unbekannt war und der Mensch noch nicht kochen, Getreide anbauen oder Vieh züchten konnte. Das geht ganz leicht, indem wir studieren, wie sich die Tiere verhalten, die uns am meisten ähneln. Die DNA des Schimpansen stimmt mit der menschlichen zu achtundneunzig Prozent überein, und er ist wie wir ein Allesfresser, verträgt also Pflanzen und Fleisch. Am allerliebsten isst der Schimpanse jedoch Früchte, gefolgt von Blättern; etwa sechzig beziehungsweise fünfundzwanzig Prozent der Zeit, die er für die Nahrungsaufnahme aufwendet, frisst er Früchte und Blätter. Etwa zehn Prozent der Zeit entfallen auf Körner und Blüten und nur etwa fünf Prozent auf Fleisch und Insekten.

Vielleicht haben Sie schon einmal eine beeindruckende Dokumentation gesehen, in der Schimpansen andere Tiere jagten, töteten und fraßen, und sind deshalb zu dem Schluss gekommen, Schimpansen – und damit auch wir Menschen – seien zum Fleischfresser geschaffen. Tierexperten sind jedoch anderer Auffassung. Man hat herausgefunden, dass Fleisch bei Schimpansen eine soziale Rolle spielt und vor allem die Männchen ihre Beute an Freunde weitergeben, Feinden dagegen vorenthalten. Zudem bieten sie das Fleisch den Weibchen an, mit denen sie sich paaren möchten. Daraus könnte man schließen, dass Fleisch in der Schimpansenwelt als Delikatesse gilt – die Menschenaffen töten jedoch, um damit ihr Geschick unter Beweis zu stellen, genau wie ein Matador den Stier tötet, um seinen Mut und seine Fähigkeiten zu demonstrieren. Das Verlangen nach Fleisch ist nicht der Antrieb, denn sonst wären sie ständig auf der Jagd.

Wenn sie Früchte finden, ist es für Schimpansen sehr leicht, diese aufzusammeln und zu verspeisen. Das ist das Schöne an Früchten: Man muss sie nicht jagen, und sie wehren sich auch nicht! In den fünf Prozent ihrer Fresszeit, in denen Schimpansen Fleisch beschaffen und zu sich nehmen, bekommen sie also deutlich weniger Futter als während der sechzig Prozent, in denen sie sich mit Früchten versorgen – somit macht Fleisch sogar noch weniger als fünf Prozent der gesamten Nahrungsmenge aus.

Ein Schimpanse ernährt sich viel lieber von Früchten und Blättern. Das klingt eintönig? Keineswegs. Man weiß, dass die Tiere aus ganzen dreihundert verschiedenen Pflanzenarten wählen können. Wann haben Sie zuletzt dreihundert verschiedene Artikel in Ihren Einkaufswagen gelegt?

Schimpansen sind stärker und schneller als Menschen, verfügen über grenzenlose Energie und leiden nicht an Gewichtsproblemen oder den anderen Essstörungen, die der Menschheit zu schaffen machen. Dabei ist uns dieses Tier anatomisch sehr ähnlich – das sollte uns nachdenklich stimmen. Die Frage, ob sich der Schimpanse abwechslungsreich genug ernährt oder die nötigen Vitamine und Mineralstoffe bekommt, stellt sich gar nicht. Eindeutiger könnte die Anleitung der Natur nicht sein. Dem Schimpansen steht eine reichhaltige Auswahl an Nahrung zur Verfügung. Er ist intelligent genug, um zu jagen und zu töten. Er kann sich Werkzeuge herstellen, um Termiten zu »angeln«. Doch der Schimpanse wurde keiner Gehirnwäsche ausgesetzt, die ihm weismacht, das sei seine Lieblingsnahrung. Fleisch macht nur einen winzigen Anteil seiner Ernährung aus, am allerliebsten isst er Früchte. Und wenn man alle Indizien genau betrachtet, wird deutlich, dass auch wir am liebsten Früchte essen.

DIE VIELFALT DER NATUR

Ich habe bereits davon gesprochen, wie viele verschiedene Lebensmittel in Supermärkten angeboten werden, und dass diese Vielfalt zum größten Teil nur eine Illusion ist, da der gleiche Inhalt unter verschiedenen Markennamen verkauft wird. In der Obst- und Gemüseabteilung jedoch ist die Vielfalt keine Illusion. Es gibt eine breite Palette an unterschiedlichen Nahrungsmitteln, die alle ein ganz eigenes Aussehen, einen eigenen Geruch, eine bestimmte Beschaffenheit und einen unverwechselbaren Geschmack haben und die man allesamt im Rohzustand verzehren kann. Die Auswahl an Fleisch- und Milchprodukten dagegen ist relativ beschränkt. Daran erkennen Sie, dass Ihre Ernährung auch ohne Fleisch und Milch durchaus sehr abwechslungsreich bleiben wird.

Früchte	**Gemüse**	**Körner und Nüsse**	**Fleisch**	**Milchprodukte**
Apfel	Salat	Paranuss	Rindfleisch	Milch
Birne	Rucola	Walnuss	Lammfleisch	Sahne
Pfirsich	Spinat	Mandel	Schweinefleisch	Käse
Banane	Kohl	Haselnuss	Hähnchenfleisch	Joghurt

Früchte	Gemüse	Körner und Nüsse	Fleisch	Milchprodukte
Ananas	Basilikum	Pecannuss	Putenfleisch	Butter
Pflaume	Koriander	Esskastanie	Entenfleisch	
Orange	Petersilie	Erdnuss	Gänsefleisch	
Weintraube	Möhre	Sonnenblumenkerne		
Satsuma	Sellerie	Sesamkörner		
Mandarine	Erbsen			
Clementine	Tomate			
Melone	Paprika			
Mango	Lauchzwiebeln			
Aprikose	Bohnensprossen			
Kirsche	Zuckerschoten			
Kiwi				
Granatapfel				
Erdbeere				
Himbeere				
Brombeere				
Blaubeere				
Schwarze Johannisbeere				
Rote Johannisbeere				
Stachelbeere				
Olive				

EINE SAFTIGE ANGELEGENHEIT

Früchte erfüllen sämtliche Kriterien aus der Anleitung von Mutter Natur. Sie sehen gut aus, riechen gut, fühlen sich gut an und schmecken gut. Wir lieben Fruchtgeschmack so sehr, dass wir gelernt haben, wie man diesen extrahiert und anderen Dingen zufügt. Die vielen Desserts, Kuchen und Süßwaren, die Sie so unwiderstehlich finden – was wären sie ohne Aromastoffe? Aber würden Sie Ihnen schmecken, wenn sie mit Hühnchen-, Rind- oder Lammaroma versehen wären? Können Sie sich vorstellen, in ein Cremetörtchen zu beißen, das nach Rind schmeckt? Widerlich! Wir aromatisieren diese eigentlich faden Lebensmittel mit Zitrone, Orange, Erdbeeren, Blaubeeren, Kirschen, Vanille, Mandeln und so weiter – mit Aromastoffen aus Früchten, Nüssen und Körnern.

Wenn der Kochvorgang Fleisch seinen wahren Geschmack verleiht, wieso sollte man dann Gewürze und Soßen hinzufügen? Hatten Sie schon einmal den Eindruck, ein Apfel könnte etwas Salz vertragen? Schmeckt eine Banane besser, wenn man Knoblauch dazugibt? Früchte brauchen keine zusätzlichen Aromastoffe. Ganz im Gegenteil, wir geben Früchte und andere Pflanzen zu faden Lebensmitteln wie Fleisch, damit diese genießbar werden: Apfelfüllung im Gänsebraten, Preiselbeersoße zum Wild, Champignons zum Geschnetzelten, Rosinen zum Rinderbraten und so weiter. In manchen Fällen isst man das Fleisch nur, weil die zugehörige Soße so lecker schmeckt, zum Beispiel Schnecken oder Muscheln. Ohne Knoblauchsoße wären diese nur eine Masse zähes Fleisch.

Und welchen Geschmack lieben wir bei Getränken ganz besonders? Orange, Zitrone, Limette, Erdbeere, Himbeere, Apfel, Pfirsich, Ananas, Banane. Nicht nur Erfrischungsgetränke enthalten Früchte. Für Wein und Bier braucht man Trauben und Hopfen, Hochprozentiges wird mit Wacholder, Schlehe, Orange, Zitrone, Kirsche, Aprikose und anderem aromatisiert. Das Aroma von Fleisch oder Käse dagegen verwendet man nicht – das fänden wir widerlich.

Damit ist also klar, dass man uns irgendwie hereingelegt hat, wenn wir Fleisch und Käse für unsere Lieblingsnahrung halten. Früchte sprechen unsere natürlichen Instinkte ganz eindeutig viel mehr an als jede andere Nahrung, und mittlerweile werden Sie wissen, warum das so ist. Geschmack hängt eng mit Hunger zusammen, und mit Hunger zeigt Ihnen Ihr Körper, dass er bestimmte Nährstoffe benötigt. Diese Nährstoffe liefern Ihnen Früchte. Mutter Natur hat dafür gesorgt, dass uns Früchte schmecken, damit wir diese essen. Wenn wir diesen Instinkt ignorieren, nimmt das Unheil seinen Lauf.

Früchte sind der beste Freund unseres Verdauungsapparates, denn sie müssen kaum aufgespalten werden und gelangen sehr schnell vom Magen in den Darm, der alle guten Inhaltsstoffe verwerten kann. Wasser ist unser wichtigstes Nahrungsmittel, fördert die Verdauung, nimmt Nährstoffe auf und befördert Abfallstoffe aus dem Körper. Früchte enthalten reichlich Wasser, zum Teil bis zu neunzig Prozent. Und sie lassen sich sehr leicht transportieren!

Je länger man sich mit Früchten befasst, desto deutlicher wird, wie genial sie konzipiert sind. Sei es eine Banane, die fertig verpackt ist, oder ein Apfel, der wochenlang knackig frisch bleibt, jederzeit essfertig – es gibt eine reichhaltige Auswahl an Früchten, die Mutter Natur uns attraktiv und praktisch präsentiert. Und jede einzelne Sorte hat ihren ganz eigenen Geschmack.

An warmen Tagen bleiben Früchte kühl und erfrischend. Sie stillen Hunger und Durst gleichzeitig und liefern noch dazu sämtliche Mineralstoffe und Vitamine, die wir brauchen, um gesund und stark zu bleiben. Wenn wir Früchte verdauen, fallen nur sehr wenige Abfallstoffe an, die wir sehr leicht ausscheiden können – im Gegensatz zu Fleisch liefert Obst weitaus mehr Energie, als der Verdauungsprozess benötigt. Und zu viel Energie gibt es gar nicht. Energie sorgt dafür, dass der Mensch glücklich und zufrieden ist. Je mehr Energie, desto besser fühlen Sie sich.

Bevor wir von unseren Eltern und anderen Einflussfaktoren konditioniert werden, ähneln unsere Geschmacksvorlieben denen des Schimpansen. Babys wollen anfangs nichts außer der Muttermilch, aber wenn es an der Zeit ist, von flüssiger auf feste Nahrung umzustellen, mögen sie am allerliebsten Obst. Die Hersteller von Babynahrung haben sich die verschiedensten Zubereitungsvarianten einfallen lassen, die in kleinen Gläschen im Supermarkt zu haben sind, doch Babys bevorzugen immer einfach pürierte Früchte. An den Geschmack von Gläschenkost mit Hühnchen oder anderen Fleischsorten müssen sie sich erst gewöhnen.

WIESO MUSS ICH IHNEN DAS ERKLÄREN?

Frisches Obst ist das ideale Nahrungspaket für Menschen, dicht gefolgt von frischem Gemüse, Nüssen und Körnern. Diese Lebensmittel liefern uns sämtliche Nährstoffe, die wir brauchen. In der langen Zeit, die der Mensch schon auf diesem Planeten lebt, hat er sich zumeist von diesen Nahrungsmitteln ernährt. Industriell verarbeitete Lebensmittel gibt es erst seit Kurzem – und seitdem leiden wir auch an Essstörungen und ernährungsbedingten Gesundheitsproblemen.

Zwei der wichtigsten Aspekte der modernen Gesellschaft, Gesundheit und Finanzen, würden deutlich weniger Sorgen bereiten, wenn wir uns wieder so ernährten, wie Mutter Natur es für uns vorgesehen hat. Frisches Obst, dazu Gemüse, Nüsse und Samen, versorgen uns mit Energie, Vitaminen, Mineral- und Ballaststoffen sowie Flüssigkeit. Diese Kost ist leicht verdaulich, die minimalen Abfallstoffe können wir sehr leicht wieder ausscheiden. Früchte sind das hochwertigste Nahrungsmittel, das in endlosen Varianten zu haben ist. Ein Apfel ist weitaus preiswerter als ein Schokoriegel und unendlich viel sättigender. Bei manchen Leuten wächst er sogar kostenlos im Garten!

Und dennoch widerstrebt es den allermeisten Menschen, sich hauptsächlich von diesen Nahrungsmitteln zu ernähren.

Wieso zeigen uns die Reklametafeln kein frisches Obst? Wieso läuft im Kinderprogramm keine Werbung für Nüsse und Gemüse? Ganz einfach deshalb, weil die Lebensmittelindustrie fast bedeutungslos würde, wenn sie sich auf das beschränkte, was dem Menschen guttut. Mit dem Anbau von Pflanzen, die im Naturzustand verkauft werden, hätte sie niemals so gigantische Ausmaße annehmen können. Diese machen nur einen verschwindend geringen Marktanteil aus. Echtes Geld lässt sich verdienen, wenn man diese Pflanzen manipuliert, sie so verarbeitet, dass sie kaum noch wiederzuerkennen sind, und sie in neuer und ungewöhnlicher Aufmachung anbietet, so dass die Verbraucher glauben, sie bekämen eine neue Variante und wichtige Nährstoffe – während sie in Wirklichkeit zweitklassige Nahrung und eine ganze Menge Essstörungen bekommen.

Das ist eine äußerst lukrative Masche, der so bald niemand Einhalt gebieten wird. Öffentliche Stellen mit Sicherheit nicht, obgleich diese eigentlich die Interessen ihrer Bürger schützen sollten. Sie können sich einfach nicht entscheiden, was gut für uns ist und was nicht, und verbreiten deshalb so viele irreführende Informationen, dass wir vollkommen ratlos sind. Selbst wenn sie einmal richtigliegen, gehen sie nicht weit genug. Dass mittlerweile von rotem Fleisch und Vollfettmilch abgeraten wird, war längst überfällig, aber was empfiehlt man uns stattdessen? Hühnchen und fettarme Milch. Genauso gut könnte man uns raten, Arsen nur in kleinen Mengen zu uns zu nehmen.

Die Geschichte der Menschheit wurde durch die Suche nach Nahrung geprägt. Neue Länder wurden entdeckt, Kriege ausgefochten und Grenzen markiert. Wir haben uns im wahrsten Sinne des Wortes bis ans Ende der Welt begeben, um Ideen und Zutaten zu bekommen, die uns das Wasser im Mund zusammenlaufen lassen. Tausende von Rezepten wurden ersonnen, Tausende von Büchern über die Geheimnisse der Kochkunst verkauft, und zweifellos waren all diese Pioniere, die Händler, Köche und Verleger davon überzeugt, dass sie damit zur Verbesserung unserer Lebensqualität beitrugen. In Wirklichkeit haben sie uns dazu gebracht, Zweitrangiges zu akzeptieren, indem sie Methoden perfektionierten, die Junkfood als hochwertige Nahrung präsentieren.

Wir sind schon sehr lange auf dem falschen Dampfer, und es ist oft nicht leicht, sich das einzugestehen. Es verlangt Mut und Phantasie, um zu akzeptieren, dass das, was als intelligentes Verhalten erscheint, in Wirklichkeit ein Riesenfehler ist. Doch gemessen an der gesamten Menschheitsgeschichte sind wir erst vor Kurzem von der Anleitung der Natur abgewichen. Die meiste Zeit, die wir auf der Erde verbracht haben, lebten wir nach einer einfachen Regel: Wir aßen nur Früchte im Naturzustand.

EIN FRUCHTLOSES UNTERFANGEN

Unser natürlicher Instinkt ist vor vielen Millionen Jahren entstanden und lässt sich leicht wieder zum Vorschein bringen. Sie müssen ihn nur erkennen, und dazu müssen Sie begreifen, welche Folgen eine industrielle Verarbeitung für unsere Nahrung hat.

- Sie tötet Nährstoffe ab.
- Sie fügt Giftstoffe hinzu.
- Sie reduziert den Wassergehalt.

In der Regel reicht ein Glas Wasser, um Ihren Durst zu löschen. Wenn Ihr Körper Ihnen Durst meldet, verlangt er nach Wasser. Versuchen Sie einmal, noch ein zweites Glas zu trinken – das wird schon schwieriger. Wenn Sie sich bei Durst jedoch ein Glas Bier genehmigen, bekommen Sie ohne weiteres noch ein zweites oder drittes hinunter und haben noch immer nicht genug. Der Alkohol im Bier sorgt für Dehydration – also das genaue Gegenteil von dem, was Sie erreichen wollten –, deshalb verspüren Sie weiterhin Durst.

Gleiches gilt für Hunger und Essen: Sofern Sie Ihren Körper nicht mit den nötigen Nährstoffen versorgen, meldet er Ihnen weiterhin ein Hungergefühl.

Wenn Sie Ihre Nahrung in Wasser oder einer anderen Flüssigkeit kochen, können Sie den Wasserverlust aus der Nahrung selbst nicht ausgleichen. Auch Getränke zum Essen helfen hier nicht. Sie erinnern sich sicher an das Plastikkorb-Syndrom – Ihr Verdauungsapparat ist eine äußerst ausgeklügelte Maschine, die verschiedene Kraftstoffe gleichzeitig verarbeiten kann, jeweils das Nötige entnimmt und die Abfallstoffe entsorgt. Effizient arbeiten kann sie jedoch nur, wenn sie die richtige Nahrung bekommt.

Lebensmittel ohne hohen Wassergehalt sind schwer zu verdauen, und wenn man zu einer Mahlzeit viel trinkt, verschlimmert sich das Problem, weil die Verdauungssäfte aus dem Magen gespült werden. Ihr Körper funktioniert dann zwar weiterhin, kann jedoch nicht alle Abfallstoffe so ausscheiden, wie es von der Natur vorgesehen ist. Stattdessen lagert er diese ab, wo immer er kann, und dort entstehen dann unansehnliche Wülste.

Der entscheidende Punkt ist, dass Hunger nicht anzeigt, dass Ihr Körper Nahrung braucht, sondern vielmehr Bedarf an bestimmten Nährstoffen anmeldet. Wir alle haben von Zeit zu Zeit ganz unterschiedliche Vorlieben. Besonders auffällig ist das oft bei Schwangeren, die zum Teil vollkommen absurde Gelüste verspüren. Dabei ist das nur logisch. In der Schwangerschaft benötigt der Körper eine Extraportion Nährstoffe, damit sowohl Baby als auch Mutter gut versorgt sind, und die Gelüste sind ganz spezielle Nachrichten, mit denen ganz bestimmte Nahrungsmittel bestellt werden.

In Kapitel fünfzehn habe ich erläutert, wieso Essen dann am besten schmeckt, wenn man hungrig ist. Daraus ergibt sich die Frage: Warum isst man weiter, wenn man bereits voll ist? Mit einem gut gefüllten Magen kann man nicht mehr hungrig sein, also muss es doch wohl am Geschmack der Nahrung liegen!

Wenn Sie schon einmal in einer solchen Situation waren, wissen Sie nur zu gut, dass das nicht stimmt. Wenn man sich vollgestopft hat, schmeckt das Essen irgendwann fade oder sogar abstoßend, und dennoch hat man das Verlangen weiterzuessen. Das hat einen ganz einfachen Grund: Sie sind tatsächlich noch hungrig. Solange Sie nicht wissen, was Hunger wirklich bedeutet, lässt sich kaum nachvollziehen, warum man gleichzeitig aufgebläht und hungrig sein kann. Wenn Sie jedoch begriffen haben, wie wichtig die richtigen Nährstoffe sind, ist ganz leicht zu erkennen, dass man sich bis zum Platzen mit Junkfood vollstopfen kann und dennoch weiterhin nach etwas Nährstoffhaltigem verlangt.

Der Verdauungsprozess kann extrem viel Energie verbrauchen, mehr als jede andere Tätigkeit, doch wir nehmen das in der Regel gar nicht wahr, weil er unbemerkt in unserem Inneren abläuft, während wir mit anderen Dingen beschäftigt sind. Haben Sie jedoch schon einmal darauf geachtet, wie viel Zeit Fleischfresser mit Schlafen verbringen? Sie brauchen Ruhe, um die großen Fleischmengen zu verdauen. Und aus den gleichen Gründen schlafen wir oft nach dem Weihnachtsessen ein!

Früchte dagegen versorgen uns mit reichlich Energie, weil die Verdauung so mühelos abläuft. Junkfood ist schwer zu verdauen und auszuscheiden und verbraucht daher viel Energie. Wenn Sie versuchen, Ihren Hunger mit Junkfood zu stillen, leert sich Ihr Energiespeicher, ohne dass Sie die Nährstoffe bekommen, die Ihr Körper braucht. Ständiger Hunger und zunehmender Energiemangel haben eines zur Folge: das Verlangen, noch mehr zu essen. Doch wenn Sie mehr Junkfood essen, wird das Problem nur noch schlimmer. Dieser Teufelskreis führt dazu, dass wir zunehmen.

MAN NIMMT ZU, WENN MAN MEHR NAHRUNG AUFNIMMT, ALS MAN VERBRAUCHT.

So einfach ist das.

ZEHNTE ANWEISUNG: VERSUCHEN SIE, IHREN HUNGER MIT ECHTER NAHRUNG ZU STILLEN STATT MIT JUNKFOOD!

Das ist der Schlüssel, mit dem Sie mit Easyway Ihr Gewichtsproblem lösen. Machen Sie sich klar, dass man dann übermäßig viel isst, wenn man die falsche Nahrung zu sich nimmt, dann springt die Tür zum Gefängnis auf.

Sicher fällt Ihnen auf, dass ich Ihnen nicht vorschreibe, was Sie essen dürfen und was nicht. Aufgrund der Junkfood-Toleranz gibt es genau wie für den Schimpansen keine Beschränkungen. Doch wenn Sie Ihren Hunger so oft wie möglich mit echter Nahrung stillen, werden Sie schon bald merken, welche Vorteile das hat, und im Laufe der Zeit sicherlich feststellen, dass Junkfood weniger attraktiv erscheint und Sie irgendwann überhaupt nicht mehr anspricht.

So lange müssen Sie jedoch nicht warten, um sich frei zu fühlen. Dank der Junkfood-Toleranz können Sie Ihre Ernährung auf Anhieb ganz leicht umstellen – solange Sie sich klarmachen, dass Sie Ihren Hunger nur stillen können, wenn Sie die Vitamine, Mineralstoffe und Energie zu sich nehmen, die Ihr Körper benötigt.

ZUSAMMENFASSUNG

- Früchte erfüllen sämtliche Kriterien: Sie sehen gut aus, riechen gut, fühlen sich gut an und schmecken gut.
- Früchte verkörpern alles, was uns schmeckt.
- Früchte sind besonders leicht verdaulich.
- Früchte liefern extra viel Energie.
- Durch die Verarbeitung werden Nährstoffe abgetötet, Giftstoffe hinzugefügt und der Wassergehalt reduziert.
- Zehnte Anweisung: VERSUCHEN SIE, IHREN HUNGER MIT ECHTER NAHRUNG ZU STILLEN STATT MIT JUNKFOOD!

18.

Starten Sie gut in den Tag

IN DIESEM KAPITEL

- DAS WISSEN WIR MITTLERWEILE
- EINE NEUE ROUTINE
- NAHRUNGSMITTEL KOMBINIEREN
- DAS IDEALE FRÜHSTÜCK
- MACHEN SIE ES SICH LEICHT

Jetzt ist es an der Zeit, die ersten Schritte zu einem neuen, genussvollen und gesunden Essverhalten zu unternehmen. Los geht es mit der ersten Mahlzeit des Tages.

Auf den ersten Seiten dieses Buches haben wir etwas versprochen, das möglicherweise zu schön klang, um wahr zu sein:

Sie können Ihr Idealgewicht ganz leicht, mühelos und dauerhaft erreichen, ohne Diäten oder besonderes Training, und müssen dazu weder Willenskraft aufbringen noch Verzicht üben. Sie können sogar jederzeit so viel von Ihrer Lieblingsnahrung essen, wie Sie möchten.

Seitdem Sie dieses Versprechen zum ersten Mal gelesen haben, hat sich für Sie vieles verändert, und wenn Sie sämtliche Anweisungen befolgt haben, sollten Sie mittlerweile eine andere Einstellung zu Ihrer Ernährung und der Ernährungsweise haben, welche die Natur für Sie vorgesehen hat.

- Sie wissen, welche Nahrungsmittel wirklich am besten schmecken: frische Früchte, Gemüse, Nüsse und Körner, die leicht bekömmlich sind und nicht verarbeitet oder gekocht werden müssen. Außerdem wissen Sie, dass diese Nahrungsmittel für den menschlichen Verdauungsapparat ideal geeignet sind und alle Nährstoffe sowie eine optimale Energiezufuhr versprechen. Es besteht kein Zweifel daran, dass dies unsere Lieblingsnahrung ist.
- Sie wissen, welche Nahrungsmittel Sie meiden sollten: industriell verarbeitete Lebensmittel, insbesondere Fleisch und Milchprodukte sowie alles, was raffinierten Zucker enthält. Fleisch und Milchprodukte sind

für den menschlichen Verdauungsapparat nicht geeignet, und die dadurch verursachten Schäden überwiegen gegenüber den vermeintlichen Nährstoffen (Eiweiß, Kalzium und so weiter), die sich aus natürlichen Nahrungsmitteln viel effizienter aufnehmen lassen.

- Sie wissen, wann Sie essen sollten: wenn Sie wirklich hungrig sind. Sie wissen, was es mit falschem Hunger auf sich hat und dass dieser durch spezielle Faktoren wie ein bestimmter Geruch oder das suchtbedingte Verlangen nach raffiniertem Zucker hervorgerufen wird. Sie müssen lediglich die Anleitung von Mutter Natur befolgen und warten, bis Ihre Kraftstoffanzeige echten Hunger meldet. Nahrung schmeckt viel besser, wenn man richtig hungrig ist.
- Sie wissen, wann Sie mit dem Essen aufhören sollten: wenn Ihr Hunger gestillt ist. Sie wissen, wie wichtig es ist, dass man langsam isst, damit der Körper richtig wahrnehmen kann, dass er die nötigen Nährstoffe erhalten hat. Außerdem haben Sie verstanden, dass Sie niemals Sättigung verspüren werden, wenn Sie sich mit Junkfood vollstopfen, das nicht die nötigen Nährstoffe liefert.
- Sie wissen, dass Sie kein Idealgewicht anstreben müssen. Wild lebende Tiere haben kein Idealgewicht im Sinn, leiden jedoch niemals an Übergewicht. Sie kön-

nen Ihre Fortschritte trotzdem mit der Waage kontrollieren, um sich daran zu erfreuen, wie die Pfunde purzeln, doch dass Sie Ihr Idealgewicht erreicht haben, erkennen Sie daran, dass Sie mit Ihrem Anblick zufrieden sind, wenn Sie sich unbekleidet im Spiegel betrachten.

- Sie wissen, dass Diäten nicht zum Erfolg führen und dass Sie sich zu einem Leben voller Verzicht und Elend verurteilen, wenn Sie Ihre Essgewohnheiten mit bloßer Willenskraft ändern wollen. Mit der Easyway-Methode empfinden Sie weder Verzicht noch Elend, sondern können jede Mahlzeit genießen und gleichzeitig von der Gesundheit und Energie profitieren, die sich automatisch einstellen, wenn man die richtige Nahrung zu sich nimmt.

Jegliche Zweifel, die Sie zu Beginn dieses Buches vielleicht noch hatten, wurden durch Ihr neues Wissen ausgeräumt. Sie waren unvoreingenommen und haben akzeptiert, dass man stets die ganze Wahrheit betrachten muss. So konnten Sie die Gehirnwäsche durchschauen, der Sie von Geburt an ausgesetzt waren. Sie lassen sich durch die Illusion und den Mythos, Junkfood bedeute Genuss oder einen Vorteil, nicht mehr täuschen. Nun sollten Sie diese Erkenntnis in die Praxis umsetzen.

EINE NATÜRLICHE ROUTINE

Die Routine, dass man drei Mahlzeiten am Tag zu sich nimmt, entspricht im Allgemeinen unserem Hungerempfinden. Deshalb könnte man diese Routine als durchaus gesund bezeichnen. Allerdings ist uns der wahre Grund für diesen Ernährungsrhythmus heutzutage nicht mehr klar. Wir richten unsere Mahlzeiten nach der Uhr, nicht nach unserem Hunger. Vielleicht meinen Sie, dass Sie morgens, gegen Mittag und abends hungrig sind – und das wäre auch gut möglich, wenn wir uns zwischen den Mahlzeiten keine Snacks genehmigen würden. Unsere Neigung zu Knabbereien hat jedoch zur Folge, dass wir beim Mittag- und Abendessen nur selten richtigen Hunger verspüren.

Sie müssen Ihre Routine wieder an Ihr Hungergefühl anpassen. Das wird Ihnen nicht schwerfallen, sondern ist ganz einfach. Hunger ist sehr flexibel: Sie müssen ihn nicht auf der Stelle stillen, sobald Sie die ersten Regungen wahrnehmen. Sie können ihn ohne Schwierigkeiten mehrere Stunden lang ertragen. Wenn Sie also echten Hunger wahrnehmen, wenn Sie gerade nichts essen können – zum Beispiel während der Arbeit –, ist es ganz einfach, bis zur nächsten Pause zu warten und Ihren Hunger erst dann zu stillen. Sie wissen ja: Je länger sich der Hunger aufbaut, desto besser wird Ihre Nahrung schmecken.

Manchen Menschen meinen, es liege in ihrer Natur, den ganzen Tag über etwas zu knabbern wie ein wiederkäuendes Tier – der Mensch ist aber kein Wiederkäuer. Schafe käuen wieder, Schimpansen dagegen nicht. Welches Tier ist dem Menschen wohl ähnlicher, Schaf oder Schimpanse? Wer den Drang verspürt, unablässig etwas zu kauen, ist ganz einfach ständig hungrig – und zwar deshalb, weil er die falsche Nahrung zu sich nimmt, die den Körper nicht mit den nötigen Nährstoffen versorgt. Sobald Sie die Nahrung essen, die für Sie gedacht ist, wird das Verlangen nach Knabbereien verschwinden.

Außerdem müssen Sie dafür sorgen, dass Sie künftig selbst entscheiden, welche Menge Sie bei den einzelnen Mahlzeiten zu sich nehmen. Das ist das zweite Problem, das die Routine der drei Mahlzeiten mit sich bringt: Nicht nur wird der Zeitpunkt durch die Uhr bestimmt, sondern die Menge richtet sich nach unserer Konditionierung. Den Bedürfnissen Ihres Körpers wird damit nicht Rechnung getragen. Achten Sie auf Ihren Hunger, essen Sie so viel, dass dieser gestillt wird, und nicht mehr.

Von nun an werden Sie Zeitpunkt, Menge und Bestandteile Ihrer Mahlzeiten ganz egoistisch auf Ihre eigenen Bedürfnisse abstimmen.

GEFÄHRLICHE MISCHUNG

In Sachen Ernährung können wir viel von den Franzosen lernen. Sie sind in aller Welt für ihre exquisite Küche bekannt, die auf echter Liebe für Essen beruht. Mahlzeiten sind dort keine lästige Notwendigkeit, die man beim Fernsehen hinter sich bringt, sondern werden zelebriert und gerne in geselliger Runde eingenommen. Zudem achten die Franzosen genauer darauf, was sie überhaupt essen. An Herz-Kreislauf-Erkrankungen leiden sie übrigens deutlich seltener als andere Nationen.

In Frankreich nimmt man sich für eine Mahlzeit reichlich Zeit und verzehrt verschiedene Arten von Lebensmitteln in verschiedenen Gängen. So gibt es zum Beispiel erst einen Salat, dann vielleicht ein Fleischgericht, dann ein Gemüsegericht und so weiter. Dieses traditionelle Essverhalten geht auf eine Zeit zurück, in der die heutige Begeisterung für Junkfood, bei dem eine ganze Mahlzeit zwischen zwei Brötchenhälften gequetscht wird, noch unbekannt war. Die französische Essweise ist viel stärker im Einklang mit der Anleitung von Mutter Natur als die englische oder amerikanische. Sie datiert aus einer Zeit, in der wir unser Essverhalten nach unseren Bedürfnissen richteten und nicht nach einer starren Routine.

Wenn Sie Nahrungsmittel so aufteilen, wie die Franzosen es tun, entlasten Sie Ihren Verdauungsapparat. Wir können zwar viele verschiedene Nahrungsmittel verdauen – manche besser als andere –, doch wenn wir gleichzeitig sehr unterschiedliche Nahrung zu uns nehmen, wird diese nicht effizient verarbeitet. Um Eiweiß zu verdauen, produziert der Magen beispielsweise saure Verdauungssäfte, während für die Aufspaltung von Kohlenhydraten basische benötigt werden. Kommen Säuren und Basen zusammen, so neutralisieren sie sich gegenseitig.

Gelangen also gleichzeitig Fleisch (Eiweiß) und Kartoffeln (Kohlenhydrate) in den Magen, neutralisieren sich die Verdauungssäfte, und beides kann nicht gut verdaut werden.

Der Magen macht Überstunden, um saure und basische Säfte zu produzieren, und das nehmen Sie als Magenbeschwerden und Sodbrennen wahr. Nach etwa acht Stunden gibt er sich geschlagen und leitet die gärende Masse unverträglicher Nahrung an den Darm weiter. Dieser kann jedoch keinen Nährwert mehr daraus gewinnen und steht nun vor der Aufgabe, diese zähe, giftige Mischung aus Ihrem Körper hinauszubefördern. Das fällt ihm nicht leicht. Nahrung bleibt fünfundzwanzig bis zweiunddreißig Stunden in Ihrem Verdauungsapparat, bis sie wieder ausgeschieden wird – haben Sie Fleisch gegessen, können sich diese Zeiten sogar verdoppeln. Somit wird über einen langen Zeitraum sehr viel Energie für einen Vorgang aufgewendet, der Ihnen kein bisschen guttut. Und das kann große Beschwerden hervorrufen.

Vielleicht meinen Sie, dass Sie sich etwas Gutes tun, wenn Sie nach einem bunt gemischten Hauptgang nur ein Stück Obst zum Nachtisch essen, doch wenn das Obst auf diesen brodelnden Brei stößt, bleibt es ebenfalls unverdaut und wird Teil der trägen Masse in Ihrem Leib. Es kann nicht so rasch in den Darm gelangen, wie es eigentlich sollte, und die Nährstoffe können nicht aufgenommen werden.

Diese unangenehme Situation können Sie ganz leicht vermeiden, indem Sie es halten wie die Franzosen und die Hauptbestandteile Ihrer Mahlzeiten zeitversetzt zu sich nehmen, so dass Sie dazwischen eine nette Unterhaltung führen können.

- Essen Sie Früchte allein oder nur zu einem frischen Salat oder Gemüse, nicht zu Fleisch oder Milchprodukten.
- Achten Sie darauf, dass Sie Eiweiß nicht mit Kohlenhydraten mischen.

- Gemüsesorten, die keine Stärke enthalten, können entweder mit Eiweiß (Fleisch und Milchprodukte) oder Kohlenhydraten (stärkehaltige Gemüsesorte wie Kartoffeln sowie Reis, Nudeln und Getreide) kombiniert werden. Das liegt daran, dass sie aufgrund des hohen Wassergehalts sowohl von sauren als auch von basischen Verdauungssäften aufgespalten werden können.

Wenn Sie sich an diese Richtlinien halten, werden Sie feststellen, dass Sie sich nach jeder Mahlzeit gut und voller Energie fühlen. Dank der Junkfood-Toleranz können Sie nach wie vor hin und wieder ein Stück paniertes Fleisch zu sich nehmen – aber bitte ohne die widerlichen, fetten, unverdaulichen Pommes, die dazu führen, dass Sie sich aufgebläht und ganz schlecht fühlen. Das ist das Schöne an der Easyway-Methode – Sie müssen auf nichts verzichten. Achten Sie lediglich darauf, dass die Produkte aus der Fehlertoleranz nicht zur Norm werden.

DAS IDEALE FRÜHSTÜCK

Frisches Obst ist dann besonders förderlich, wenn es für sich verzehrt wird. Sie sollten mindestens eine halbe Stunde verstreichen lassen, bevor Sie ein anderes

Nahrungsmittel essen. Am besten gelingt das, wenn Sie zum Frühstück ausschließlich Obst zu sich nehmen. Die Bedingungen könnten dann nicht besser sein: Sie haben seit dem Vorabend nichts gegessen, Ihr Magen ist leer und bestens gerüstet, das frische, saftige, köstliche, durstlöschende, nährstoff- und energiereiche Obst zu verwerten, Sie werden angenehm satt und müssen anschließend mehrere Stunden lang nichts mehr essen.

Das Frühstück ist für viele Menschen die Lieblingsmahlzeit des Tages, da wir zuvor besonders lange nichts zu uns genommen haben. Für viele gibt es nichts Verlockenderes als ein schöner Brunch am Wochenende. Doch wenn Sie ein paar Tage lang morgens nur frisches Obst gegessen haben, werden Sie die fettige Mischung aus Eiern, Speck, Waffeln und dergleichen als das sehen, was sie wirklich ist: ein großer Berg fettiger, unverdaulicher Mist. So leicht ist es, die Gehirnwäsche rückgängig zu machen.

Ein Frühstück mit frischem Obst bietet zudem unvergleichliche Abwechslung. Vielleicht meinen Sie, Ihr Supermarkt habe eine breite Palette an Frühstücksprodukten im Angebot, doch die meisten Produkte sind nur ein und dieselbe zuckerhaltige Masse in verschiedenen Formen, die im Prinzip ganz ähnlich schmeckt. In der Obstabteilung dagegen gibt es tatsächlich viele Alternativen. Dort erwarten Sie mindestens zwanzig verschiedene Obstsorten, die alle einen unverwechselbaren Geschmack haben, ganz natürlich und essfertig angeboten werden, köstlich duften und phantastisch aussehen.

SIE KÖNNEN SO VIEL OBST ESSEN, WIE SIE MÖCHTEN, UND WERDEN TROTZDEM NICHT ZUNEHMEN.

15504

So viele Kombinationsmöglichkeiten haben Sie, wenn Ihnen zwanzig verschiedene Obstsorten zur Verfügung stehen und Sie zum Frühstück jeweils fünf davon zu sich nehmen wollen. Sie können also zweiundvierzig Jahre lang täglich ein anderes Frühstück genießen!

Solange ein Frühstück mit frischem Obst die Regel ist, können Sie sich auch hin und wieder ein ausgiebiges Frühstücksbüfett oder eine Schale Cornflakes erlauben (wenn Ihnen der Sinn danach steht), ohne dass Ihre neue, gesunde Routine aus den Fugen gerät. Mit der

Junkfood-Toleranz ist das kein Problem. Bei Easyway gibt es keine Beschränkungen, keinen Verzicht und keine schlechte Stimmung – nur Gesundheit, Energie und Freude!

SCHLICHT UND EINFACH

ELFTE ANWEISUNG: ESSEN SIE ZUM FRÜHSTÜCK AUSSCHLIESSLICH OBST!

Es wird Ihnen nicht schwerfallen, künftig zum Frühstück nur noch frisches Obst zu essen, wenn Sie nicht versuchen, gleichzeitig auch alle anderen Essgewohnheiten zu ändern. Die Umstellung des Frühstücks ist der ideale Einstieg in eine neue Routine und fällt besonders leicht, weil Sie den Rest des Tages ganz ohne Einschränkungen essen dürfen.

Vielleicht erscheint Ihnen dieser Ansatz überraschend lax. So reagieren Raucher, wenn wir Ihnen sagen, dass sie weiterhin wie üblich rauchen sollen, bis sie die Anweisung erhalten, sich die letzte Zigarette anzustecken. Unsere Methode heißt aus gutem Grund Easyway. Wenn Sie auf einen Schlag Ihre gesamte Ernährung umstellen sollen, setzen Sie sich unnötig unter Druck und machen sich das Leben schwer. Wenn Sie jedoch Ihre Einstellung allmählich ändern und die Gehirnwäsche rückgängig machen, müssen Sie nicht eilig auf ein bestimmtes Ziel hinarbeiten: Ihr Ziel haben Sie bereits in dem Augenblick erreicht, in dem Sie den ersten Schritt getan haben. Sie müssen nicht darauf warten, dass etwas geschieht. Sie können auf der Stelle eine viel gesündere und angenehmere Ernährungsweise genießen.

Machen Sie einfach einen Schritt nach dem anderen und stellen Sie die Nahrung, die Sie zu sich nehmen, ganz allmählich auf die Produkte um, die Ihnen besonders guttun. Diese Veränderung ist ganz unkompliziert, weil diese Nahrungsmittel auch besonders gut schmecken, und sobald Sie sich angewöhnt haben, diese zu essen, werden Sie sie als Lieblingsnahrung empfinden. Im Gegensatz zu einer Diät, die man voller guter Vorsätze in Angriff nimmt, doch irgendwann wieder abbricht, wenn die Willenskraft nachlässt, geben Sie bei Easyway selbst das Tempo vor, denn Sie wissen, dass Ihr Problem bereits gelöst ist, weil Sie die Veränderung angestoßen haben.

Nehmen Sie sich also Zeit, bis Sie rundum zufrieden damit sind, zum Frühstück nur noch Obst zu essen, und gehen Sie erst dann zu anderen Mahlzeiten über. Andernfalls besteht die Gefahr, dass ein Verlangen nach bestimmten Gerichten entsteht, das Sie mit Willenskraft bekämpfen müssen. Dann haben Sie bald das Gefühl, Diät zu halten, und sind zum Scheitern verurteilt.

Nachdem Sie einige Tage lang ausschließlich Obst zum Frühstück gegessen haben, wird Ihnen das zur zweiten Natur werden – oder vielmehr zur ersten Natur. Diese Art der Ernährung ist für den Menschen ideal, und wenn Sie wiederentdeckt haben, welchen Genuss die vielfältigen saftigen, nährstoffreichen, wasserhaltigen Früchte bieten, wie leicht Sie diese verdauen können und wie gut sie Ihnen tun, fragen Sie sich sicher bald, wieso Sie jemals etwas anderes gefrühstückt haben.

Schon bald werden sich die Vorzüge bemerkbar machen. Sie werden Gewicht verlieren und mehr Energie verspüren. Zudem wird das Frühstück ein echter Genuss.

Wenn Ihnen klar wird, dass die Methode funktioniert und wirklich ganz einfach ist, haben Sie die Gewissheit, dass sie auch weiterhin funktionieren und einfach bleiben wird.

Das erreichen Sie schon durch die simple Umstellung Ihrer Frühstücksgewohnheiten. Außerdem können Sie die hier beschriebenen Techniken, mit denen sich die Gehirnwäsche rückgängig machen lässt, auf Fleisch, Milchprodukte und Schokolade anwenden und überlegen, welche gesunde, natürliche Nahrung Sie stattdessen zu sich nehmen könnten. Der Erfolg Ihrer neuen Frühstücksroutine wird Sie so beflügeln, dass Sie es sicher kaum erwarten können, die verschiedensten nährstoffreichen Lebensmittel auszuprobieren, um zu erleben, wie gut sie Ihnen tun.

Dabei sollten Sie jedoch in aller Ruhe und ganz entspannt vorgehen. Das ganze Leben liegt noch vor Ihnen, und Sie werden an vielerlei Dingen merken, dass Sie Ihr Gewichtsproblem in den Griff bekommen haben. Ihre Waage wird zeigen, dass die Pfunde purzeln. Ihr Spiegel wird verraten, dass die unansehnlichen Wülste verschwinden. Ihr Magen wird Ihnen vermitteln, dass ihm die Arbeit jetzt viel leichter fällt, seitdem Sie ihm zu einem angenehm leichten Start in den Tag verhelfen. Und Ihre Energie wird Ihnen deutlich machen, dass Ihnen Ihre Nahrung besser tut als je zuvor.

Das ist mehr, als sich die meisten Leserinnen von diesem Buch versprechen. Ursprünglich wollten Sie in erster Linie abnehmen, doch mittlerweile wissen Sie, dass man nur dann Gewicht verliert und sein Idealgewicht erreicht, wenn man sich richtig und im Einklang mit den natürlichen Instinkten ernährt – Diäten helfen nicht. Eine weitere unerwartete Veränderung besteht darin, dass Sie eine Vorliebe für natürliche, gesunde Nahrung und eine Abneigung gegen industriell verarbeitete Lebensmittel entwickeln.

Diese Vorliebe ist uns von Natur aus mitgegeben, und das zeigt ganz deutlich, dass Sie die Gehirnwäsche rückgängig machen. Diese Entwicklung lässt sich nicht aufhalten.

ZUSAMMENFASSUNG

- Richten Sie Zeitpunkt, Menge und Bestandteile Ihrer Mahlzeiten nach Ihrem Hunger.
- Merken Sie sich, welche Kombinationen die Verdauung erleichtern.
- Nehmen Sie Eiweiß und Kohlenhydrate nach Möglichkeit nicht gleichzeitig zu sich.
- Elfte Anweisung: ESSEN SIE ZUM FRÜHSTÜCK AUSSCHLIESSLICH OBST!
- Gehen Sie es langsam an – nichts kann Sie mehr aufhalten!

19.

Genießen Sie das Leben, das Sie verdienen

IN DIESEM KAPITEL

- DAS GLÜCKSREZEPT
- SPORT ZUM VERGNÜGEN
- DER AUGENBLICK DER WAHRHEIT

Herzlichen Glückwunsch! Sie sind der Junkfood-Falle für immer entkommen. Nun können Sie das Leben auf der Stelle genießen, so wie die Natur es vorgesehen hat.

In Kapitel eins bin ich auf die Gründe eingegangen, aus denen Frauen abnehmen wollen, und zu dem Schluss gekommen, dass sie sich zumeist vor allem von dem schrecklichen Gefühl befreien wollen, das eigene Essverhalten nicht unter Kontrolle zu haben. Übergewicht beeinträchtigt Aussehen und Wohlbefinden, und selbstverständlich sind diese beiden Aspekte eng miteinander verknüpft. Zudem hat es oft schwerwiegende Folgen für die Gesundheit, was wiederum große Sorgen bereiten kann. Besonders schlimm ist jedoch, dass jede Mahlzeit an jedem Tag des Jahres mit Unbehagen, Hilflosigkeit oder gar Selbsthass einhergeht, weil man weiß, dass man etwas isst, das die Situation noch verschärft.

Die Natur hat nicht vorgesehen, dass Essen unangenehm ist. Ganz im Gegenteil, wir sollen es genießen. Immer, wenn wir etwas tun, das richtig gut für uns ist, sind wir glücklich – so sorgt Mutter Natur dafür, dass wir nach dem streben, was wir zum Überleben und Gedeihen brauchen.

Sie haben dieses Buch zwar in der Hoffnung zur Hand genommen, eine Methode zu finden, die Ihnen beim Abnehmen hilft, doch vor allem wollen wir erreichen, dass Sie ein richtig glückliches Leben führen. Von Natur aus werden Sie den Rest Ihres Lebens zwei oder drei Mahlzeiten pro Tag zu sich nehmen. Damit gibt es reichlich Gelegenheit, glücklich zu sein. Sie müssen lediglich die Nahrung zu sich nehmen, die die Natur für Sie vorgesehen hat, um Sie glücklich zu machen. Und wenn

Sie sich richtig ernähren, erreichen Sie automatisch Ihr Idealgewicht.

Die meisten Abnehmmethoden scheitern, weil sie jegliche Freude am Essen nehmen. Die Easyway-Methode ist deshalb so schön, weil Essen damit wieder Genuss bedeutet und Sie gleichzeitig Gewicht verlieren. Die Methode hat nur Vorteile. Als Sie dieses Versprechen zum ersten Mal lasen, hielten Sie es vermutlich für zu schön, um wahr zu sein. Wir werden mit Fehlinformationen bombardiert, die uns einreden, Abnehmen müsse schwer sein. Wie kann es dann eine Abnehmmethode geben, die ausschließlich Vorteile bietet? Doch so hat Mutter Natur es eingerichtet.

Die Natur hat nicht vorgesehen, dass wir an Übergewicht leiden und unglücklich sind, uns echte Genüsse versagen müssen oder uns strenge Selbstbestrafung auferlegen. Echte Genüsse ergeben sich aus den Dingen im Leben, die uns als Person und als Gemeinschaft stärker machen: eine Ernährung mit nährstoffreichen Lebensmitteln, Sport zum Vergnügen, Zusammensein mit anderen, Tanzen, Singen, Fortpflanzung … Kurz gesagt, die Natur hat uns geschaffen, damit wir es uns gut gehen lassen und glücklich sind. Nur weil wir versuchen, klüger zu sein als die Natur, haben wir diese Wahrheit aus den Augen verloren.

SPORT ZUM VERGNÜGEN

Mit Sport verliert man kein Gewicht, doch genau wie bei jedem anderen Tier auf diesem Planeten ist Ihr Körper dazu geschaffen, dass er sich bewegt. Wir haben das Glück, dass wir dank unserer Intelligenz keine Energie für die Suche nach Nahrung aufwenden müssen, sondern uns auf weitaus angenehmere Weise bewegen können.

An dem Kreislauf einer gesunden Ernährung und körperlicher Betätigung müssen Sie nicht arbeiten, sondern Sie werden merken, dass er von Anfang an für Sie arbeitet. Ihr Gewicht wird sich reduzieren, wenn Sie Ihren Körper nicht mehr mit unerwünschtem Junkfood belasten. Sie werden sich gesünder fühlen und mehr Energie haben. Sie werden sich nicht zur Bewegung zwingen müssen, sondern von sich aus den starken Drang zur körperlichen Betätigung verspüren. Achten Sie nur darauf, dass diese Bewegung Spaß macht. Die Möglichkeiten sind schier grenzenlos. Quälen Sie sich nicht auf den schrecklichen Geräten, die Sie in Ihrem Keller oder in einer Fitnesshalle gefangen halten, sondern begeben Sie sich ins Freie. Was Sie dort tun, ob Bowlen oder Bungee springen, ist ganz egal. Und wenn Sie danach hungrig sind, wissen Sie, dass Sie richtigen Appetit auf die nächste Mahlzeit haben, dass die Nahrung köstlich schmecken wird und Sie jeden Bissen ganz ohne Schuldgefühle genießen können. Zudem werden Sie merken, dass Sie stärker werden. Muskeln und Lunge werden kräftiger, so dass Sie sich noch besser bewegen können. Schon bald werden Sie mit Ihrem Anblick im Spiegel sehr zufrieden sein. Ihre neue Freizeitgestaltung bringt auch soziale Vorteile, da sie Erfüllung und Freude verschafft und Schluss mit der Langeweile macht, die ein wesentlicher Grund für den Konsum von Junkfood ist.

DER AUGENBLICK DER WAHRHEIT

Easyway ist keine Diät, sondern eine Methode, die für das ganze Leben Bestand hat. Von dem Augenblick an, in dem Sie die Gehirnwäsche rückgängig machen und die Wahrheit über Ihre Lieblingsnahrung und die Lebensmittel der Junkfood-Toleranz erkennen, sind Sie frei. Die Gewissheit, dass Sie Erfolg hatten, haben Sie nicht erst dann, wenn Sie ein Zielgewicht erreichen. Der Erfolg stellt sich bereits ein, wenn Sie sämtliche Anweisungen befolgen.

Es kann jedoch helfen, wenn Sie sich eine Linie in den Sand ziehen, damit Sie sagen können: »In diesem Augenblick habe ich den Schritt in die Freiheit getan.« Für Raucher gibt es das Ritual der letzten Zigarette. Nachdem ich sie dazu angehalten habe, das ganze Buch über weiterhin zu rauchen, bitte ich sie, ein letztes Mal zu rauchen, sich auf den Geschmack, den Geruch, die braunen Rückstände am Filter zu konzentrieren, der sich auf Lippen und Lunge absetzt, und feierlich zu schwören, niemals wieder zu rauchen. In den meisten Fällen haben sie ihre Einstellung bereits so weit geändert, dass sie überhaupt kein Verlangen mehr nach Zigaretten verspüren, doch dieses Ritual bestätigt alles, was sie wissen und kann ihnen in der Zukunft als Anhaltspunkt dienen, falls sie sich jemals wieder vor Augen führen müssen, wie begeistert sie waren, als sie aus der Falle entkamen.

Hoffentlich empfinden Sie die gleiche Begeisterung, wenn Sie an das Leben denken, das vor Ihnen liegt. Obgleich Sie bereits frei sind und das Leben auf der Stelle genießen können, wäre nun der ideale Zeitpunkt, ein ganz persönliches Ritual zu absolvieren. Anders als Raucher schwören Sie nicht, ein für alle Mal Schluss mit Junkfood zu machen, sondern konzentrieren sich auf die Erkenntnis, dass die Lebensmittel, die früher Ihre

Favoriten waren, nicht dazu gedacht sind, Ihnen großen Genuss zu verschaffen.

Diese Tatsache können Sie besonders fest in Ihrem Kopf verankern, wenn Sie ein Ritual absolvieren, das der letzten Zigarette ähnelt. Essen Sie Ihre frühere Lieblingsnahrung, ganz gleich, worum es sich dabei handelt, und zwar am besten zwischen zwei Mahlzeiten, wenn Sie eigentlich gar nicht hungrig sind. Nehmen Sie sich die Zeit, den Geruch aufzunehmen, und konzentrieren Sie sich darauf, wie sich die Speise in der Hand anfühlt. Sieht sie gut aus? Nehmen Sie einen Bissen und achten Sie auf das Gefühl, das beim Kauen im Mund entsteht. Was schmecken Sie? Nehmen Sie einen echten Geschmack wahr, oder überlagert die Süße von raffiniertem Zucker alle anderen Wahrnehmungen? Wenn es einen Geschmack gibt, ist es der Geschmack von Früchten? Und was bleibt übrig, wenn Sie diesen Geschmack außer Acht lassen? Möchten Sie diese Masse tatsächlich in Ihren Magen befördern?

Sie müssen das jeweilige Nahrungsmittel nicht aufessen. Oft reicht schon ein einziger Bissen. Wenn Sie genug haben, rufen Sie sich alles in Erinnerung, was Sie über Junkfood gelernt haben, und machen Sie sich ein für alle Mal klar, dass das nicht Ihre Lieblingsnahrung ist. Sie können stolz auf sich sein, weil Sie aus der Junkfood-Falle entkommen sind. Sie waren unvoreingenommen und haben die Wahrheit hinter den Illusionen erkannt, die uns die Lebensmittelindustrie verkaufen will. Sie verleihen sich selbst wieder die Kraft, eigene Entscheidungen über Ihre Nahrungsaufnahme zu treffen.

SIE HABEN DIE KONTROLLE ÜBERNOMMEN.

SCHLUSSFOLGERUNG

Eine Ernährung mit Junkfood sorgt für einen schmerzhaften Konflikt zwischen Schuldgefühlen und Verzicht. Sie haben ein schlechtes Gewissen, wenn Sie zu viel essen, und verspüren Verzicht, weil Sie wissen, dass Sie nicht so viel essen dürfen, wie Sie gerne möchten.

Natürliche, gesunde Nahrungsmittel dagegen sorgen für ein harmonisches Gleichgewicht zwischen Nahrungsaufnahme, körperlicher Betätigung und Appetit. All das bedingt sich gegenseitig, und jeder Genuss bringt viele weitere Vorteile mit sich, die letzten Endes grenzenlose Gesundheit und Zufriedenheit verschaffen. Und auch der Geschmack ist unendlich viel besser.

Im ersten Fall wirkt das Leben immer beschwerlich. Im zweiten ist das Leben ganz leicht. Daran ist nichts unnatürlich oder erzwungen. Neunundneunzig Prozent der Tiere genießen jeden Tag ihre Lieblingsnahrung, ohne überhaupt darüber nachzudenken. Die Natur hat ihnen die instinktiven Mittel verliehen, mit denen sie überleben und gedeihen können. Wieso sollte es bei uns Menschen anders sein?

Herzlichen Glückwunsch zur neu gewonnenen Freiheit. Genießen Sie das Leben ohne den Albtraum des Junkfoods. Sie wissen ja, Sie haben nichts aufgegeben, Sie haben eine Krankheit überwunden. Sie können feiern – Sie sind bereits frei.

20.
Nützliche Gedächtnisstützen

Hier finden Sie noch einmal eine Zusammenfassung der wichtigsten Punkte, die wir erörtert haben, sowie eine Übersicht über die Anweisungen. Vielleicht möchten Sie sich diese Punkte später noch einmal in Erinnerung rufen.

DIE FAKTEN

- Tiere fressen, wenn sie Hunger haben, und hören auf zu fressen, wenn der Hunger gestillt ist – nicht erst, wenn sie zum Platzen voll sind. Die Menschen in Industrienationen sind darauf konditioniert, zu einer bestimmten Tageszeit oder aus Langeweile zu essen, oder sie wurden durch die Gehirnwäsche zu der Überzeugung verleitet, dass Nahrung ihnen Genuss verschaffen wird, ob sie hungrig sind oder nicht. Diese Konditionierung und die Gehirnwäsche lassen sich leicht rückgängig machen.

- Wir essen, um unseren Körper mit der Energie und den Nährstoffen zu versorgen, die er braucht, um gesund und stark zu bleiben.
- Hunger zeigt an, dass Ihr Körper Nachschub braucht und aufgetankt werden muss. Hunger sorgt für den Appetit, der Nahrung besser schmecken lässt. Somit ist Hunger der Schlüssel zu genussvollem Essen. Achten Sie auf Ihr Hungergefühl, essen Sie nicht, wenn Sie keinen Hunger verspüren, und richten Sie Ihre Essroutine nach Ihrem Hunger.
- Hunger lässt sich nicht mit Junkfood stillen. Ein Sättigungsgefühl entsteht erst dann, wenn der Körper die nötigen Nährstoffe bekommt. Wenn Sie sich mit Junkfood vollstopfen, bleiben Sie auch dann hungrig, wenn der Magen gut gefüllt ist. Das führt dazu, dass man übermäßig viel isst.
- Hüten Sie sich vor der Unsitte, anderen Menschen extragroße Portionen auf den Teller zu häufen. Wenn Ihnen die Menschen, für die Sie gekocht haben, wirklich am Herzen liegen, geben Sie ihnen eine angemessene Menge guter, gesunder und nährstoffreicher Nahrung. Und wenn man Ihnen mehr vorsetzt, als

Sie essen möchten, lassen Sie die Reste einfach stehen. Achten Sie auf Ihr Hungergefühl und hören Sie auf zu essen, wenn Sie genug haben. Das ist nicht unhöflich.

- Hüten Sie sich vor der Angewohnheit, vor einer Mahlzeit kleine Knabbereien anzubieten. Man ist kein guter Gastgeber, wenn man seinen Gästen eine Falle stellt, die sie zu übermäßigem Essen verleitet! Der hohe Salz- und Zuckergehalt dieser Snacks kann süchtig machen und zu unkontrolliertem Verzehr verlocken – dabei geht der Nährstoffgehalt gegen null.
- Vorsicht vor allen industriell verarbeiteten Nahrungsmitteln. Wenn ein Produkt in irgendeiner Weise manipuliert werden muss, bevor man es essen kann, ist es nicht für den Verzehr durch Menschen vorgesehen.
- Hüten Sie sich vor dem Trick des raffinierten Zuckers, der unseren Geschmacksknospen weismachen will, wir äßen die süße Nahrung, die für uns gedacht ist, während wir in Wirklichkeit ein Gift zu uns nehmen.
- Gestalten Sie Ihre Essgewohnheiten mit dem Wissen, dass die wasserhaltigen Nahrungsmittel, die besonders gut für Sie sind, auch besonders gut schmecken, und befreien Sie Ihre Geschmacksknospen von der Gehirnwäsche durch die Junkfood-Industrie.

DIE ANWEISUNGEN

1. BEFOLGEN SIE SÄMTLICHE ANWEISUNGEN IN DER RICHTIGEN REIHENFOLGE!
2. BLEIBEN SIE UNVOREINGENOMMEN!
3. STARTEN SIE VOLLER VORFREUDE!
4. STREBEN SIE KEIN IDEALGEWICHT AN!
5. IGNORIEREN SIE ALLE RATSCHLÄGE, DIE DER ANLEITUNG VON MUTTER NATUR WIDERSPRECHEN!
6. ZWEIFELN SIE NICHT AN IHRER ENTSCHEIDUNG AUFZUHÖREN!
7. IGNORIEREN SIE ALLE RATSCHLÄGE, DIE EASYWAY WIDERSPRECHEN!
8. LEGEN SIE LOS!
9. ESSEN SIE NICHT, WENN SIE KEINEN HUNGER HABEN!
10. STILLEN SIE IHREN HUNGER MIT ECHTER NAHRUNG, NICHT MIT JUNKFOOD!
11. ESSEN SIE ZUM FRÜHSTÜCK AUSSCHLIESSLICH OBST!

Register

Allen Carr's Easyway® informiert

Werden Sie Teil der Allen-Carr-Community

Rund um die Welt gibt es Allen-Carr's-Easyway-Kliniken/Zentren. Allen Carr ist nun in 150 Städten in 45 Ländern vertreten. Diese Entwicklung wurde von uns nicht aktiv vorangetrieben: Vormalige Raucher waren einfach so beeindruckt von der Methode, dass sie mit Easyway in Kontakt traten, um Allen Carr auch in ihrer Region erreichbar zu machen.

Wenn Sie diesem Beispiel folgen möchten, können Sie mit uns in Verbindung treten, um mehr über das Franchise zu erfahren. Eine E-Mail an join-us@allencarr.com (mit Ihrem vollen Namen, Ihrer Adresse und dem Gebiet, für das Sie sich interessieren) genügt.

Unterstützen Sie uns!

Nein, wir wollen keine Spenden!

Sie haben etwas Großartiges erreicht. Es erfüllt uns jedes Mal mit Begeisterung, wenn es wieder jemand geschafft hat, die Sucht hinter sich zu lassen. Deshalb würden wir uns freuen, wenn wir von Ihnen hören würden, dass Sie sich von der Sklavenherrschaft Ihrer Süchte befreit haben. Besuchen Sie deshalb gerne unsere Website, auf der Sie uns von Ihrem Erfolg berichten und dabei andere inspirieren können. Außerdem erhalten Sie Informationen darüber, wie Sie diesen Erfolg weiter verbreiten können:

www.allencarr.com/fanzone

Sie können uns auch auf Facebook erreichen:
www.facebook.com/AllenCarr

Zusammen können wir Allen Carrs Ziel erreichen, die Welt von Süchten zu befreien.

Die Allen Carr's Easyway-Zentren

Allen Carr's Easyway International
Internationale Website: www.allencarr.com

Auf der folgenden Liste sind die Länder aufgeführt, in denen zum Zeitpunkt der Drucklegung Allen-Carr's-Easyway-Zentren betrieben werden.

Aktuelle Neueröffnungen finden Sie auf der Website www.allen-carr.de.

Die dreimonatige Geld-zurück-Garantie zeigt, dass die Erfolgsquote in den Zentren bei über neunzig Prozent liegt. Einige Zentren bieten auch Seminare zu Problemen mit Alkohol, Übergewicht oder anderen Drogen an. Genauere Einzelheiten erfahren Sie in einem Zentrum in Ihrer Nähe, das Sie in der nachfolgenden Liste finden.

In unseren Seminaren fällt es Ihnen mit der Easyway-Methode garantiert leicht, Ihr Problem zu lösen – wenn nicht, bekommen Sie Ihr Geld zurück.

Allen Carr's Easyway – weltweit
> *John Dicey, Colleen Dwyer, Crispin Hay, Emma Hudson, Rob Fielding, Sam Kelser, Sam Cleary*
Park House, 14 Pepys Road, Raynes Park, London SW20 8NH
Tel.: +44 (0)20 8944 7761
Fax: +44 (0)20 8944 8619
E-Mail: mail@allencarr.com
Website: www.allencarr.com

Pressebüro
> *John Dicey*
Tel.: +44 (0) 7970 88 44 52
E-Mail: media@allencarr.com

AUSTRALIEN

New South Wales, A.C.T., Queensland, Northern Territory, Victoria
> *Natalie Clays*
Tel. & Fax: 1300 848 028
E-Mail: natalie@allencarr.com.au

Südaustralien – Adelaide
> *Jaime Reed*
Tel.: 1300 848 028
E-Mail: sa@allencarr.au

Westaustralien – Perth
> *Dianne Fisher*
Tel.: 1300 55 78 01
E-Mail: wa@allencarr.com.au

BELGIEN

Antwerpen
> *Dirk Nielandt*
Tel.: +32 (0) 3 281 6255
Fax: +32 (0)3 744 0608
E-Mail: info@allencarr.be

BRASILIEN

São Paulo
> *Alberto Steinberg, Lilian Brunstein*
Tel. Lilian: +55 11 99456-0153
Tel. Alberto: +55 11 99325-6514
E-Mail: contato@easywaysp.com.br

BULGARIEN
> *Rumyana Kostadinova*
Tel.: 0800 14104 / +359 899 889 907
E-Mail: rk@nepushaveche.com

CHILE
> *Claudia Sarmiento*
Tel.: +56 2 4744587
E-Mail: contacto@allencarr.cl

DÄNEMARK
> *Mette Fonss*
Tel.: +45 7026 7711
E-Mail: mette@easyway.dk

DEUTSCHLAND
> *Erich Kellermann & Team*
Tel.: +49 (0) 8031 90190-0
Freephone: 0800 07282436
E-Mail: info@allen-carr.de

ESTLAND
> *Henry Jakobson*
Tel.: +372 733 0044
E-Mail: info@allencarr.ee

FINNLAND
> *Janne Ström*
Tel.: 045 3544099
E-Mail: info@allencarr.fi

FRANKREICH
Freephone: 0800 386387
Tel.: 04 9133 5455
E-Mail: info@allencarr.fr

GRIECHENLAND
> *Panos Tzouras*
Tel.: +30 210 522 4087
E-Mail: panos@allencarr.gr

GROSSBRITANNIEN
Freephone: 0800 389 2115

Cambridge, Milton Keynes, Oxford, Stevenage, Watford
> *Emma Hudson, Sam Kelser*
Tel.: 020 8944 7761
E-Mail: mail@allencarr.com

Belfast (Nordirland), Cumbria
> *Mark Keen*
Tel.: 0800 077 6187
E-Mail: mark@easywaycumbria.co.uk

Birmingham
> *John Dicey, Colleen Dwyer, Crispin Hay, Rob Fielding*
Tel. & Fax: 0121 423 1227
E-Mail: info@allencarr.com

Brighton, Reading, Southampton, Staines/Heathrow
> *John Dicey, Colleen Dwyer, Emma Hudson*
Tel.: 0800 028 7257
E-Mail: info@allencarr.com

Brentwood, Bristol, Swindon, Kent
> *John Dicey, Colleen Dwyer, Emma Hudson, Sam Kelser*
Tel.: 0800 028 7257
E-Mail: mail@allencarr.com

Coventry, Leicester, Lincoln
> *Rob Fielding*
Tel.: 0800 321 3007
E-Mail: info@easywaycoventry.co.uk, info@easywayleicester.co.uk

Crewe, Derby, Nottingham, Shrewsbury, Stoke, Telford
> *Debbie Brewer-West*
Tel.: 01270 664 176
E-Mail: debbie@easyway2stopsmoking.co.uk

Guernsey, Isle of Man, Jersey, Lancashire, Southport
> *Mark Keen*
Tel.: 0800 077 6187
E-Mail: mark@easywaylancashire.co.uk

Leeds, Liverpool, Manchester, Newcastle/North East
> *Mark Keen*
Tel.: 0800 077 6187
E-Mail: mark@easywayyorkshire.co.uk,
mark@easywayliverpool.co.uk,
mark@easywaymanchester.com,
mark@easywaynortheast.co.uk

Edinburgh, Glasgow (Schottland)
> *Paul Melvin, Jim McCreadie*
Tel.: +44 (0)131 449 7858
E-Mail: info@easywayscotland.co.uk

Manchester – Alkoholtherapie
> *Mike Connolly*
Tel.: 07936 712942
E-Mail: info@stopdrinking-north.co.uk

London, Surrey
> *John Dicey, Colleen Dwyer, Crispin Hay, Emma Hudson, Rob Fielding, Sam Kelser*
Park House, 14 Pepys Road, Raynes Park, London SW20 8NH
Tel.: 020 8944 7761
Fax: 020 8944 8619
E-Mail: mail@allencarr.com

Sheffield
> *Joseph Spencer*
Tel.: 01924 830768
E-Mail: joseph@easyway-sheffield.co.uk

GUATEMALA
> *Michelle Binford*
Tel.: +502 2362 0000
E-Mail: bienvenid@dejedefumar-facil.com

HONGKONG
E-Mail: info@easywayhongkong.com

INDIEN

Bangalore, Chennai
> *Suresh Shottam*
Tel.: 080 41603838
E-Mail: info@easywaytostop-smoking.co.in

IRLAND

Dublin, Cork
> *Brenda Sweeney & Team*
Tel.: +353 (0)1 499 9010
E-Mail: info@allencarr.ie

ISLAND

Reykjavik
> *Petur Einarsson*
Tel.: +354 588 7060
E-Mail: easyway@easyway.is

ISRAEL
> *Ramy Romanovsky, Orit Rozen*
Tel.: 03 6212525
E-Mail: info@allencarr.co.il

ITALIEN
> *Francesca Cesati & Team*
Tel. & Fax: 02 7060 2438
E-Mail: info@easywayitalia.com

JAPAN
www.allencarr.com

KANADA

Montréal/Toronto/Vancouver
> *Damian O'Hara (Englisch) / Rejean Belanger (Französisch)*
Freephone: 1 866 666 4299
Tel.: +1 905 849 7736
E-Mail: info@theeasywaytostopsmoking.com

KOLUMBIEN
> *Felipe Sanint Echeverri*
Tel.: +57 3158681043
E-Mail: info@nomascigarillos.com

LIBANON
> *Sadek El-Assaad*
Mobil: +961 76 789555
E-Mail: stopsmoking@
allencarreasyway.me

LITAUEN
> *Evaldas Zvirblis*
Tel.: +370 694 29591
E-Mail: info@mestirukyti.eu

MAURITIUS
> *Heidi Hoareau*
Tel.: +230 5727 5103
E-Mail: info@allencarr.mu

MEXIKO
> *Jorge Davo, Mario Campuzano Otero*
Tel.: +52 55 2623 0631
E-Mail: info@allencarr-mexico.com

NEUSEELAND

Auckland
> *Vickie Macrae*
Tel.: 09 817 5396
E-Mail: vickie@easywaynz.co.nz

Dunedin, Invercargill
> *Debbie Kinder*
Tel.: 027 4139 381
E-Mail: easywaysouth@icloud.com

NIEDERLANDE
Allen Carr's Easyway »stoppen met roken«
Tel.: +31 53 478 43 62 /
+31 900 786 77 37
E-Mail: info@allencarr.nl

NORWEGEN

Oslo
> *René Adde*
Tel.: +47 93 20 09 11
E-Mail: post@easyway-norge.no

ÖSTERREICH
> *Erich Kellermann & Team*
Tel.: +43 (0)3512 44755
Freephone: 0800 728 2436
E-Mail: info@allen-carr.at

PERU

Lima
> *Luis Loranca*
Tel.: +511 637 7310
E-Mail: lloranca@
dejardefumaraltoque.com

POLEN
> *Anna Kabat*
Tel.: +48 (0)22 621 3611
E-Mail: info@allen-carr.pl

PORTUGAL

Porto
> *Ria Slof*
Tel.: +351 22 995 8698
E-Mail: info@comodeixarde-
fumar.com

RUMÄNIEN
> *Diana Vasiliu*
Tel.: +40 (0) 7321 3 8383
E-Mail: raspunsuri@allencarr.ro

RUSSLAND

Krim, Simferopol
> *Yuri Zhvakolyuk*
Tel.: +38 095 781 8180
E-Mail: zhvakolyuk@gmail.com

Moskau
> *Alexander Fomin*
Tel.: +7 495 644 64 26
E-Mail: info@allencarr.ru

St. Petersburg
www.allencarr.com

SCHWEDEN
> *Nina Ljungqvist, Renée Johansson*
Tel.: +46 70 695 6850
E-Mail: info@easyway.se

SCHWEIZ
> *Cyrill Argast & Team*
Freephone: 0800 728 2436
Tel.: +41 (0)52 383 3773
Fax: +41 (0)52 383 3774
Tel. (rom. & ital.): 0800 386 387
E-Mail: info@allen-carr.ch

SERBIEN

Belgrad
Tel.: 011 308 8686
E-Mail: office@allencarr.co.rs

SINGAPUR
> *Pam Oei*
Tel.: +65 6329 9660
E-Mail: pam@allencarr.com.sg

SLOWAKEI
> *Peter Sánta*
Tel.: +421 233 04 69 92
E-Mail: peter.santa@allencarr.sk

SLOWENIEN
> *Gregor Server*
Tel.: +386 (0) 40 77 61 77
E-Mail: easyway@easyway.si

SÜDAFRIKA
Helpline: 0861 100 200
15 Draper Square, Draper St,
Claremont 7708
Kapstadt
> *Dr. Charles Nel,*
> *Malcolm Robinson & Team*
Tel: 021 851 5883
Mobile: 083 600 5555
E-Mail: easyway@allencarr.co.za

SÜDKOREA

Seoul
> *Yousung Cha*
Tel.: +82 (0)70 4227 1862
E-Mail: master@allencarr.co.kr

TSCHECHIEN
> *Dagmar Janecková*
Tel.: +420 234 261 787
E-Mail: dagmar.janeckova@
allencarr.cz

TÜRKEI
> *Emre Ustunucar*
Tel.: +90 212 358 5307
E-Mail: info@allencarrturkiye.com

UKRAINE

Kiew
> *Kirill Stekhin*
Tel.: +38 044 353 2934
E-Mail: kirill@allencarr.kiev.ua

UNGARN
> *Gabor Szasz*
Tel.: +36 06 80 624 426 /
+36 20 580 9244
E-Mail: szasz.gabor@allencarr.hu

USA
> *Damian O'Hara, Colleen Curran, David Skeist*
Freephone: 1 866 666 4299
Tel.: 212 – 330 9194
E-Mail: info@
theeasywaytostopsmoking.com
1133 Broadway, Suite 706,
New York, NY 10010

Milwaukee (und South Wisconsin)
> *Wayne Spaulding*
Tel.: +1 262 770 1260
E-Mail: wayne@easyway-wisconsin.com

New Jersey – eröffnet 2018
www.allencarr.com

VEREINIGTE ARABISCHE EMIRATE

Dubai, Abu Dhabi
> *Sadek El-Assaad*
Tel.: +971 56 693 4000
E-Mail: iwanttoquit@
allencarreasyway.me